J. COMPTON BURNETT, M.D.

ORGANERKRANKUNGEN BEI FRAUEN
DIE WECHSELJAHRE DER FRAUEN

SCHRIFTENREIHE DER
CLEMENS VON BÖNNINGHAUSEN - AKADEMIE
Band 9

ORGANERKRANKUNGEN BEI FRAUEN

insbesondere Vergrößerungen und Lageveränderungen des Uterus
UND STERILITÄT
als MEDIKAMENTÖS HEILBAR betrachtet

DIE WECHSELJAHRE DER FRAUEN

und
DIE DABEI AUFTRETENDEN KRANKHEITEN UND LEIDEN

J. COMPTON BURNETT, M.D.

Übersetzung: Regine Beckmann und Gerhard Risch

Verlag Müller & Steinicke München

ISBN 3-87569-097-4

Gesamtherstellung: Grafik + Druck GmbH, München

INHALT

GELEITWORT

In diesem Band sind zwei besonders wichtige Schriften des homöopathischen Meisters J. Compton Burnett zusammengefaßt. Er schrieb sie am Ende seines Lebens nach langer und reicher Erfahrung - die *Organerkrankungen* gab er 1896 und die *Wechseljahre* 1898 heraus. Man wird sie aber in ihrer Bedeutung für die homöopathische Therapie nur verstehen, wenn man auch seine anderen Schriften kennt, denn er setzt deren Kenntnis an vielen Stellen einfach voraus oder verweist auf sie. Zwar hat er zu den speziellen Themen seiner Bücher auch immer etwas besonderes zu sagen, aber im Großen und Ganzen geht er nach einer bestimmten *Methode* vor, die er sich im Laufe der Praxisjahre erarbeitete, und mit der ihm außergewöhnliche Erfolge zuteil wurden. Je mehr seiner Schriften man liest, desto deutlicher und einsehbarer wird seine Methode, und desto klarer wird auch, daß sie eine *legitime* und *notwendige* Erweiterung der Homöopathie darstellt. Dabei verläßt er nie die von Hahnemann gefundenen Grundgesetze. Wie sehr er darum ringt, ein treuer Schüler Hahnemanns zu sein, kann man mit Staunen in dem Kapitel "Neuformulierung der Hahnemann'schen Psoralehre" miterleben, wo er beschreibt, wie er sich mit der damals wie heute falschen Gleichsetzung von Krätze und Psora auseinandersetzt.
Mag die heutige Moralauffassung auch an manchen Stellen anders sein als die Burnett'sche - die medizinischen Probleme bei den Frauenerkrankungen sind bemerkenswert gleich geblieben, und die Lösungen, die die Schulmedizin heute anbietet, sind weitgehendst die gleichen wie damals, auch wenn Antibiotika, Corticoide und Hormone inzwischen in das schulmedizinische Arsenal aufgenommen wurden. Sie helfen nur da, wo auch Burnetts Organ-Mittel halfen, wo aber - wie Burnett sich ausdrückt - ein konstitutioneller Hintergrund für die Erkrankung eines Organs vorliegt, können sie auch heute nicht heilen. Um in solchen Fällen tatsächlich Heilung zu erreichen, braucht man nach wie vor die großen Antimiasmatika, die gekonnt nach den Lehren Hahnemanns über die *chronischen Krankheiten* eingesetzt werden müssen. Und darin war Burnett Meister - man lese nach!

Mai 1993 Gerhard Risch

VORWORT

Während der letzten Jahre habe ich mich mit dem Gedanken getragen, eine kleine Abhandlung über die Ansprechbarkeit der allgemein auftretenden Frauenkrankheiten auf eine erfolgreiche Behandlung durch Medikamente, die den normalen Weg über den Mund nehmen, zu verfassen. Gelegentlich habe ich an dieser Aufgabe auch ein wenig gearbeitet, aber ihre Fertigstellung war aus verschiedenen Gründen nicht möglich, und ich hatte meinen Plan fast schon wieder aufgegeben, als mich eines Abends die folgende Begebenheit wieder auf das Thema aufmerksam machte und ich mich entschloß, die Idee ohne weitere Verzögerung auszuführen:

Ich saß eines Abends während des Bankfeiertages ganz allein an einem kleinen Nebentisch des großen Speisesaals eines bekannten Londoner Hotels, als sich ein ausländischer Herr zu mir setzte, um sein Abendessen einzunehmen. Ich bemerkte, daß er traurig aussah. Nach dem Dessert nahm er eine französische Zeitschrift und begann, darin zu lesen, dann warf er sie fort und seufzte tief. Ich machte eine flüchtige Bemerkung, die ihn beinahe erschreckte: Ein Ausländer, der sich in London aufhält, wird leicht sogar noch zurückhaltender als ein Londoner selbst, da er uns offensichtlich unsere insulare Zurückhaltung übelnimmt.

Da er nicht Englisch sprach, begannen wir unsere Unterhaltung anfangs auf Französisch, und dann in Deutsch. "Ah!" sagte er, "Sie sind Arzt, nicht wahr? Es fehlt unserem Land sehr an guten Medizinern, insbesondere für Frauenleiden. Ich bin in furchtbarer Sorge um meine arme Frau: Ich kann nachts nicht mehr schlafen, weil ich mir ständig Gedanken darüber machen muß." Und dann begann er folgenden Bericht:

"Vor einiger Zeit wurden die Augen meiner Frau schwächer und ich brachte sie zum Optiker, um ihr eine Brille verschreiben zu lassen, obwohl sie erst 35 Jahre alt ist. Der Optiker meinte, wir müßten einen Augenarzt aufsuchen, um die für diesen Fall passenden Gläser verschreiben zu lassen. Am nächsten Tag brachte ich meine Frau zu Professor X., besagtem Augenarzt, der die Augen meiner Frau sorgfältig untersuchte, woraufhin er mich darüber informierte, daß er ihr keine Gläser verschreiben könnte, bevor er sich nicht mit meinem Hausarzt besprochen hätte. Ich willigte ein. Sie trafen sich am folgenden Mittwoch bei mir zuhause, und nachdem sie eine Stunde darüber beratschlagt hatten, erklärten sie mir, daß die Schwäche der Augen von einer Gebärmuttererkrankung herrührte und daß ich mit meiner Frau einen Spezialisten für Frauenkrankheiten aufsuchen müßte. Daraufhin suchten wir Professor Y. auf, den bedeutendsten Spezialisten für Frauenkrankheiten, und er klärte mich darüber auf, daß meine Frau an einer Vergrößerung der Gebärmutter, die gleichzeitig zurückgeneigt wäre, leide, und daß die einzige Möglichkeit in einer operativen Entfernung der gesamten Gebärmutter bestünde. Das war ein großer Schock für uns, und wir konnten uns nicht zu diesem fürchterlichen Schritt durchringen. Deshalb beschlossen wir, nach Berlin zu fahren, um Professor J. aufzusuchen. Er lehnte die vorgeschlagene Operation nachdrücklich ab und verschrieb Tonika und Spülungen. Diese brachten meine Frau aber völlig durcheinander, denn sie bekommt bei jeder Spülung einen Nervenzusammenbruch, so daß wir jetzt völlig verzweifelt sind, weil unser Hausarzt uns erklärt, daß eine Operation die einzige Möglichkeit sei, die Gesundheit meiner Frau wiederherzustellen."

Ich zögere nun nicht länger, diese Seiten an die Presse zu senden, um so wenigstens den Versuch zu machen, aufzuzeigen, daß vergrößerte und verlagerte Gebärmütter durch Medikamente auf ihre gehörige Größe und ihren rechtmäßigen Platz zurückgebracht werden können. Es nützt nichts, über Unwissenheit zu schimpfen: Wir müssen uns selbst ans Werk machen und der Welt zeigen, daß es einen besseren Weg gibt.

Aufgrund meiner beträchtlichen Erfahrung behaupte ich, daß Vergrößerungen und Lageveränderungen der Gebärmutter größtenteils von unseren Mitteln beeinflußt werden können, und daß diese Aufgabe noch nicht einmal schwierig ist. Das bezieht sich auch auf Sterilität, für die Vergrößerungen und Verlagerungen meist die Ursache sind.

J. Compton Burnett

ORGANERKRANKUNGEN BEI FRAUEN

EINLEITUNG

Da der Uterus oder die Gebärmutter ein lebendes Organ ist, das besondere Aufgaben hat, weist es auch ganz einzigartige Besonderheiten auf. In seiner frühen Lebensphase - tatsächlich zu jedem Zeitpunkt, während es sich in seinem jungfräulichen Zustand befindet - besteht seine Hauptaufgabe sozusagen darin, aus dem Weg zu bleiben und seine Eigentümerin so wenig wie möglich zu belästigen: Es muß warten, bis seine Zeit gekommen ist, sein Tag ist jetzt noch nicht da. Deshalb ist die jungfräuliche Gebärmuttter - in jedem Alter - falls sie ganz gesund und der völlig normale, unzerstörte Teil einer normalen Frau ist, eine sehr beiläufige Angelegenheit, der es keine Schwierigkeiten bereitet, aus dem Weg und unbeachtet zu bleiben. Von ihrer Gestalt, dem Aussehen und tatsächlich auch von der Größe her kann sie sehr genau mit einer anständig großen, umgekehrten Birne verglichen werden, sie ist nur nicht so oval: Der Stiel der Birne entspricht somit dem Gebärmutterhals, und das dicke Ende der Birne dem Gebärmutterkörper und -fundus. Die normale, jungfräuliche Gebärmutter schwebt unbeschädigt im Abdomen: Sie ist leicht, hohl und wird lateral leicht gestützt. Solange sie sich in diesem glücklichen Zustand des noch unerweckten Lebens befindet und solange ihr Gesundheitszustand normal ist, solange ist sie auch ungestört und stört selber nicht.

Ich habe hier nun nichts mit diesem normal hohlen, umgekehrten, birnenförmigen Organ, das sacht an seinem vorgesehenen Platz schwebt, zu tun. Es wird erst dann zu einem Gegenstand der Heilkunst, wenn es krank oder vergrößert ist oder von seiner normalen Lage abweicht und deshalb störend und lästig wird. Die orthodoxe und allgemein anerkannte und praktizierte Behandlungsmethode bei Vergrößerung und Lageveränderung der Gebärmutter ist *chirurgisch und mechanisch.* Kurz und knapp gesagt, werden Stützen - Pessare - eingesetzt und getragen, um das Organ hochzuhalten, weil es zu schwer ist, um an seinem Platz bleiben zu können. Ebenso werden bestimmte chirurgische Eingriffe vorgenommen, um es zu fixieren. Mit anderen Worten wird dies folgendermaßen begründet: Wir haben hier ein mehr oder weniger bewegliches Organ, das zu schwer geworden ist und deshalb auf den Beckenboden herabsinkt oder gar durch die Scheide vorfällt; deshalb muß es durch eine Stütze, die für diesen Fall angepaßt wird, an seinen Platz zurückgebracht und dort fixiert werden, was der Patientin angenehm sein wird und sie zum Umherlaufen befähigt. Oder die Vergrößerung des Uterus ist nur einseitig, so daß das Organ schief wird, Übergewicht bekommt und herabsinkt, wodurch es zu einer mehr oder weniger komplizierten Lageveränderung kommt. Damit begründet man, daß das Organ nicht nur durch eine angemessene, mechanische Vorrichtung gestützt werden muß, sondern daß es auch nötig sein kann, bestimmte Operationen vorzunehmen, um das Organ zu stärken, zu fixieren usw. Es ist völlig überflüssig, den Beweis dafür zu erbringen, daß dies die allseits anerkannte Meinung der allgemeinen Medizin und Chirurgie ist, denn niemand wird es bestreiten. Und wenn es sich so verhält, gibt es zu diesem Thema dann noch irgend etwas anzumerken? Auf welche andere Art und Weise könnte ein Ding, das zu schwer geworden ist und deshalb aus seiner normalen Lage herabgesunken oder sogar aus dem Körper ausgetreten ist, wieder zurückgebracht und auf seinem Platz gehalten werden? So ist sicher die allgemeine Auffassung darüber. Darauf antworte ich folgendermaßen: Anstatt das schwere, vergrößerte und deplazierte Organ als *unveränderlich* schwer, vergrößert und deplaziert zu betrachten, könnten wir nicht ebenso unser umfangreiches Angebot an Medikamenten dazu nutzen, das Organ leichter zu machen, so daß es am Ende von selbst an seinen gehörigen Platz zurückkehrt, einfach weil es zu leicht geworden ist, um in seiner unnormal tiefliegenden Stellung zu verharren? Sicherlich muß die Deplazierung eines Organs, das aus seiner Lage abgewichen ist, weil es zu groß und schwer ist, auf die Schwerkraft zurückzuführen sein. Daraus folgt, daß es in diesem Fall zu seinem rechten Platz zurückkehren wird, sobald wir sein übermäßiges Gewicht reduziert haben. Dabei kann sein Aufstieg sogar durch Verwachsungen nicht mehr aufgehalten werden. Das ist meine Meinung in dem vorliegenden Büchlein. Es ist hierin meine Aufgabe zu zeigen, daß diese Sache durchführbar ist und einige der uns zur Verfügung stehenden Mittel zu nennen, die dasselbe bewirken, so daß andere, falls sie sich hierfür entscheiden, es nachahmen können. Es gibt eine große Zahl gelehrter Homöopathen und anderer Ärzte, die während der vergangenen 50 Jahre immer auf diese Art Vergrößerungen und Verlagerungen der Gebärmutter angesehen und behandelt haben, so daß ich diese Entdeckung nicht für mich beanspruchen kann. Nachdem ich mir den Gedanken, Vergrößerungen und Verlagerungen der Gebärmutter mit Mitteln zu heilen, die den gewöhnlichen Weg durch den Mund gehen, zu eigen gemacht hatte, und auch erfolgreich damit war, habe ich die Sache nochmals überdacht, um eine klare Position darüber zu erlangen, was sie nun wirklich bedeutete. Ich habe sämtliche Fälle von Gebärmuttererkrankungen, die mir während der letzten 20 Jahre begegneten, auf die hier beschriebene Art und Weise behandelt. Deshalb kann ich somit auch über eigene Kenntnisse und Erfahrungen berichten, und ich beanspruche deshalb das Recht, angehört zu werden.

GEBÄRMUTTERVORFALL

"Homöopathie ist sehr gut für Frauen und Kinder"

Es war etwa um 1874, als ich zum ersten Mal erlebte, daß einer schweren, vorgefallenen Gebärmutter wenigstens durch Medikamente geholfen werden konnte, als mich ein gutherziger Bezirksbesucher auf eine ältere Witwe aufmerksam machte, deren Leben durch einen Uterusprolaps sehr beeinträchtigt wurde. Ich behandelte sie viele Monate lang mit kleinen homöopathischen Gaben von *Helonias dioica*, und das Ergebnis dieser Behandlung befriedigte mich sehr, weil ein Gebärmuttervorfall positiv durch Medikamente beeinflußt werden konnte. Die nette alte Dame erklärte, daß es ihrer Gebärmutter nun viel besser ginge, und ihr somit ein angenehmes Gefühl in dieser Körperregion wiedergegeben worden sei, welches lange Zeit fremd für sie gewesen sei. Die Patientin litt sonst an keiner Erkrankung, die man richtig als solche bezeichnen könnte, und da die Uterusregion wieder in Ordnung gebracht worden war, hatte sie keine weiteren Beschwerden.

ÜBER SEPIA

Kurz danach fuhr ich eines Tages aufs Land und wurde von einem ausgezeichneten Geistlichen, einem großartigen älteren Herrn, der ein treuer, alter Homöopath war, begleitet. Sein gütiges, mitleidiges Lächeln für alle Nicht-Homöopathen machte auf mich großen Eindruck. Während der Fahrt sprach er wie folgt zu mir: ".......Ich brachte meine Tochter Julia zu Dr. X. (einem bekannten Gynäkologen), weil sie über Schmerzen quer über ihren Rücken und einen lokalen Ausfluß klagte, und er untersuchte sie, worauf er mir mitteilte, daß die Gebärmutter vergrößert sei und sie eine Stütze tragen müßte."

"Aber wirklich, Herr Doktor, sie werden das doch nicht für eine solch junge Frau wie meine Tochter Julia vorschlagen: Können Sie diesen Zustand nicht medikamentös heilen?"

"Nein, es gibt keine andere Behandlungsmethode als das Tragen einer Stütze".

"Nun gut, Doktor, ich kann dem aber nicht zustimmen. Ich muß etwas Besseres finden: Was halten Sie von homöopathischen Arzneimitteln?"

"Homöopathische Mittel! Welch ein Unfug."

"Armer Mann", schloß mein ehrwürdiger Freund, "wir müssen zu Gott beten, daß er ihm die Augen öffnen möge, damit er die Wahrheit erkenne: Ich gab Julia während einiger Zeit *Sepia*, womit ich sie völlig heilte."

Hier tat der hochgeachtete Spezialist die bloße Idee, daß homöopathische Mittel eine gute Wirkung bei solchen Fällen haben, als baren Unfug ab. Trotzdem heilte der Vater des Mädchens es mit Kügelchen von *Sepia* vollständig. Und wie konnte der mächtige Gynäkologe überhaupt die Wirkung homöopathischer Mittel einschätzen, obwohl er sie niemals ausprobiert hatte? Die Ansichten der Allopathen über den Wert der Homöopathie sind nichts anderes als boshaftes Gestottere: vulgär und häßlich.

MATER TRIUMPHANS

Stevensons Lied der Mutter ist ein Lied ihrer Freude über ihren unvermeidlichen Einfluß, denn...
"Aus dem Zarten das Harte, das Starke aus dem Schwachen, seit ewigen Zeiten kommt der Mann aus der Frau."
Ich habe lange darüber nachgedacht, daß es wohl das Größte auf Erden sein muß, eine Mutter zu sein, aber diesem Punkt stimmen nicht alle Frauen bei; einige blicken freiwillig und unerschrocken dem Tod ins Auge, um Mutter werden zu können, wie man am folgenden Beispiel sieht:
Eine kinderlose Dame, seit neun Jahren verheiratet, und die, obwohl kinderlos, bereits sieben Fehlgeburten hinter sich hatte, mit all dem damit verbundenen Elend, den Blutungen, Kummer und Enttäuschungen, begab sich am 26. Januar 1880 vertrauensvoll in meine Obhut, um diesen ständigen Pannen ein Ende zu machen, und in der Hoffnung, daß sie lebendige Kinder bekommen würde. Der verstorbene Dr. Smith war der Ansicht gewesen, daß die Hälfte der Gebärmutter dieser Dame verhärtet war: es war dabei auffällig, daß die Patientin regelmäßig mit fünfeinhalb Monaten ihren Abort hatte, und die Plazenta war jedesmal angewachsen. Periode normal. Leichte Neuralgie des *rechten* Eierstocks. Der Uterus selbst war dick und schwer, wobei die eine Hälfte viel härter als die andere war. Nach *Alnuin. D 3* und *Kalium chlor. C 6*, jedes jeweils einen Monat lang genommen, wurde sie schwanger. Ich setzte die Patientin auf eine ausschließliche Obst- und Gemüsediät, um den Versuch zu machen, die einseitige Verhärtung der Gebärmutter zu verringern, damit sie sich zur rechten Zeit angemessen ausdehnen konnte. Sie schien diese aber nicht durchhalten zu können, deshalb gestattete ich ihr eine Fleischmahlzeit täglich - um 13 Uhr -, ansonsten aber nichts anderes als morgens und abends Früchte und leichtes Gemüse, so viel sie mochte. Ein großer Knabe wurde am 22. Mai 1881 geboren, und später bekam sie noch fünf weitere Kinder, alle gesund und munter, wie sie mir kürzlich berichtete (August 1893). Natürlich hatte die Patientin noch eine Anzahl von Mitteln bekommen, um einen Abort zu verhindern, und außerdem gegen ihre sehr peinigenden Hämorrhoiden - *Ferrum C 6, Aesculus C 12, Silicea C 12* und *Sulfur C 30* -, aber die

Hauptlehre, die daraus ersichtlich wird, ist die grundlegende Tatsache, daß Organerkrankungen bei Frauen medikamentös beeinflußbar sind, und daß auch Diät bei Behandlung des Abort eine Rolle spielen kann. Ich setzte diese Dame auf eine sehr leichte Diät, und bei verschiedenen Gelegenheiten während ihrer ersten drei Schwangerschaften, wenn Abort oder Fehlgeburten besonders drohten, untersagte ich fast jegliche Nahrung und Getränke, wobei ich tagelang nur frisches Obst erlaubte, bis der Aufruhr im Hypogastrium ausgehungert war. Bei ihren drei letzten Kindern wurden keine Behandlung oder diätetischen Maßnahmen mehr benötigt oder angewandt. Man erhält nicht besonders oft die Gelegenheit, eine solch lange Fallschilderung, wie es in diesem Fall möglich war, zu berichten.

SPERMATOPHOBIE

Dies ist die andere Seite des Bildes der MATER TRIUMPHANS. Die Dame, deren Fall ich eben schilderte und die nun sechs gesunde, lebende Kinder hat, ist selbst noch immer eine sehr gut aussehende Frau: Frisch und drall, und obwohl arm an materiellen Gütern, ist sie doch stolz und voller Freude und an ihren Kindern unvergleichlich reich.

DER TRAUMATISCHE UTERUS

Man trifft auch auf einige junge, verheiratete Damen, die konstitutionell gesund sind, und doch sehr leiden müssen. Im Mai 1880 kam solch eine Dame, um mich um Hilfe zu bitten: Sie war 26 Jahre alt, seit 5 Jahren verheiratet, Mutter eines Kindes, das am Ende ihres ersten Ehejahres geboren worden war. Ihre Kinderlosigkeit der darauffolgenden vier Ehejahre resultierte aus praktiziertem Malthusianismus[1]. Die Patientin, die eine hübsche, runde Figur hatte, war an den Brüsten abgemagert; an der Wirbelsäule hatte sie zwei Arten von Schmerzen: einen herauf- und herunterziehenden Wirbelsäulenschmerz und einen Schmerz quer über den Rücken - den klassischen, uterusbedingten Rückenschmerz, der uns allen bekannt ist. Menses alle sechzehn Tage; Gebärmutter dick, fleischig und tiefstehend; Ausfluß, der vom Muttermund herrührte. Die Patientin war nur noch ein Wrack gegenüber ihrem früheren Zustand, und voller Befürchtungen, daß zuviele Menschen in diese Welt geboren werden könnten.

"Nein, ich will nicht, ich habe keine Lust dazu, lieber würde ich sterben!"

Ich sollte noch erwähnen, daß die Patientin unter starker Schlaflosigkeit und häufigen Nervenattacken litt.

Ich sah ihren Zustand als das Ergebnis einer mißhandelten, mißbrauchten Gebärmutter an, und ging deshalb therapeutisch mit *Hypericum perf. D 3*, danach *Arnica C 2* und zum Schluß *Bellis per. C 1* vor. Darauf folgte eine starke Besserung in der Uterusregion, und die Menstruationsblutungen traten seltener auf. Aber die Reizung der Wirbelsäule war schlimmer als zuvor: *Guaco C 3* "tat mir sehr gut; es machte allen Leiden ein Ende und entlastete den Rücken sehr".

Danach brachte eine lange Eisenbahnfahrt die Wirbelsäule wieder sehr aus dem Gleichgewicht, und es setzte eine Blutung ein: *Kalium chlor. C 6* und *Ferrum phos. C 6* stoppten die Blutung, während *Cuprum acet. D 3* den Schmerz aus der Seite nahm.

Danach folgten *Guaco C 3* und *Bellis per. C 1*, jedes einen Monat lang

---

1 Malthus: Britischer Nationalökonom, der herausgefunden hatte, daß sich die Bevölkerung im Verhältnis zum Nahrungsangebot zu stark vermehrte. Mit "Malthusianismus" ist folglich angewandte Verhütung aus ökonomischen Überlegungen gemeint. (Anmerkung d. Übersetzerin)

gegeben, was zu weiterer starker Besserung führte.
Schließlich blieb ein Zustand übrig, in dem fast jede Aufregung sie wieder krank machte. Dieser wurde mit *Cedron D 3*, fünf Tropfen in Wasser alle drei Stunden genommen, geheilt. Ich war auf *Cedron* gekommen, weil die Patientin sehr über ein Kältegefühl im Abdomen klagte: "Oh, mein Bauch ist so kalt".
Fälle wie dieser kommen dem praktischen Arzt tatsächlich täglich zu Gesicht, und der eben geschilderte ist nur ein Beispiel für viele ähnliche Fälle. Es gibt keine Krankheit, die man als solche bezeichnen könnte und die geheilt werden müßte, aber es gibt eine beleidigte Gebärmutter mit den dazugehörigen Leiden und spinaler Überempfindlichkeit. Es ist nicht so einfach, Neurasthenien zu beseitigen, bevor nicht die Wirbelsäule in Ordnung gebracht worden ist, und bevor die Wirbelsäule gebessert wird, muß als erstes die vergrößerte Gebärmutter behandelt werden. Deshalb beginne ich mit Muskeln-und-Nerven-Antitraumatika, indem ich jedes kleinste Symptom zur Mitteldifferenzierung benutze, wie z.B. bei *Cedron* (Kälte, usw.). Ich habe irgendwo gelesen, daß es schwer ist, wider den Stachel zu löcken, und die Frau, die versucht, die Natur zu hintergehen, wird merken, wie wahr das ist. Mit dieser Frage will ich mich hier jedoch nicht weiter beschäftigen, ich will nur zum Ausdruck bringen, daß die Empfängnisverhütung (wörtlich: Zeugungsbetrug [Anm. d. Übers.]) Krankheiten verursacht und zur Senkung der Gebärmutter führt; sie wird zu faserig, hart, verliert ihre aufrechte Position und Kontraktibilität, und anstatt in glücklicher Bewußtlosigkeit im Abdomen zu schweben, sinkt sie auf den Beckenboden herab, erbärmlich und unzufrieden, eine traurige Last: Sie ist betrogen worden, und das läßt sie wahrhaftig nicht klaglos über sich ergehen. Dies könnte man als *Betrogene Gebärmutter* bezeichnen. Wir beschäftigen uns hier deshalb damit, weil es sich fast immer um eine vergrößerte und verlagerte Gebärmutter handelt, und ich deshalb meine, daß es vorteilhaft ist, das nächste, kleine Kapitel ergänzend anzufügen, da es die Ursache der Entstehung vieler Fälle einer vergrößerten Gebärmutter bestätigt.

DIE VERGELTUNG FÜR KÖRPERLICHES FEHLVERHALTEN

Während der letzten 20 Jahre hat die Zahl der Fälle, bei denen verheiratete Frauen eine Schwangerschaft verhütet haben, ständig zugenommen. Wir brauchen uns hier nicht bei den verschiedenen Kniffen, die sie zu diesem Zweck anwenden, aufzuhalten, aber die Folgen, die fast einheitlich daraus resultieren, sind:

1. Die Brüste schrumpfen, in extremen Fällen verschwinden sie fast vollständig: Die einstmals schöne Büste, die wohlgeformten Brüste schrumpfen zu einem Zustand erschreckender Häßlichkeit zusammen.
2. Die großartigen, weiblichen Geschlechtsmerkmale verschwinden und die Person neigt dazu, im Gesicht und sonstwo Haare zu bekommen, während die Rundlichkeit der Gliedmaßen der Vergangenheit angehört: Die Glieder sind oft dürr und dünn, oder bei Fettleibigen schlaff und alt.
3. Die Nerven sind sehr angegriffen, es kommt fast immer zu Neurasthenie, wobei die einstmals süße Frau reizbar, bösartig und unglücklich wird.
4. Reizungen der Wirbelsäule sind weit verbreitet.
5. Der Uterus ist dabei der größte Leidtragende: Er ist betrogen worden und erwidert das angetane Unrecht mit furchtbarer Kraft: Er vergrößert sich, wird hart und verknorpelt und ist oft der Sitz von Tumoren verschiedenster Art. Und keine Frau mit solch einer Gebärmutter ist oder kann anders als unglücklich und unzufrieden sein, und oftmals besteht Morgenübelkeit genau wie bei einer Schwangerschaft, mit endlosen anderen dyspeptischen Beschwerden.

Je früher im Leben dieses körperliche Fehlverhalten begonnen wird, desto ausgeprägter sind die daraus resultierenden Krankheitssymptome. Ich halte diesen Leidenden keine Moralpredigten, und ich bekomme viele von ihnen zu Gesicht, aber ich schildere ihnen schlicht den Preis, den sie für ihr

falsches Verhalten zu zahlen haben, nämlich geistige, moralische und körperliche Verderbnis und Erniedrigung.
Ich betrachte diese Sache auch nicht vom religiösen Standpunkt aus, obwohl ich irgendwo gelesen habe: "Seid fruchtbar und mehret Euch und bevölkert die Erde". Dieser Befehl mag möglicherweise nicht mehr aktuell sein, aber eines weiß ich ganz genau, nämlich daß Mutter Natur uns alle gnadenlos auslöscht, wenn wir ihre Gesetze mißachten: Hier überleben jedenfalls nur die Tauglichsten.
Wenn eine verheiratete Frau alt, häßlich und unglücklich werden möchte, ist die Anwendung der bereits erwähnten Verhütungsmethoden der schnellste und sicherste Weg dazu, der mir bekannt ist.
Eine Sache, über die man nicht reden sollte? Ich kann so nicht denken; ich hege tiefstes Mitgefühl für leidende Frauen; meine Mutter hat um meinetwillen gelitten, Gott segne ihr teures Andenken. *Dixi et animam meam salvavi.*
Nun, warum sollten wir dieses Thema der freiwilligen Familienbegrenzung vermeiden? Einst schrieb ein sehr weiser Mann zu unserer Unterweisung: "Es gibt für alles eine Zeit". Hier, in dieser medizinischen Arbeit über Organerkrankungen bei Frauen, ist die Erwägung der Tatsache, daß die Empfängnisverhütung einen verschlechterten Zustand des gesamten Genitalgebietes hervorruft, einschließlich Lageveränderungen und Vergrößerungen, nicht nur wünschenswert, sondern unbedingt erforderlich.
Meiner Meinung nach sollte eine junge Frau, die keine Familie gründen möchte, auch nicht heiraten. Ich kenne einige tugendhafte Paare, die verheiratet sind, aber keineswegs in heiliger Ehe, sondern..."wir leben genau wie Bruder und Schwester zusammen, und das haben wir schon immer seit unserer Heirat so gehalten". Einige von ihnen predigen in der Sonntagsschule und tun das, was sie gern als "das Werk des Herrn" bezeichnen, besonders wenn sie dabei den Vorsitz haben, aber auch sonstwo und sonstwie, jedenfalls immer im Vordergrund. Diese ungesunden Nebenprodukte unserer Zivilisation drücken sich vor dem Kinderkriegen und häuslichen Pflichten. Sie bekommen ihren Lohn dafür: Die Natur selbst löscht sie aus und stempelt sie ab für das letzte Gericht: "Weicht von mir, denn ich kenne euch nicht."

LAGEVERÄNDERUNG DER GEBÄRMUTTER DURCH UNFALL: DREHUNG DES ORGANS

Im Falle einer Lageveränderung des Uterus durch Unfall sind die dadurch verursachten Leiden tatsächlich oft sehr stark. So kam am 9. Mai eine verheiratete Dame in meine Behandlung und beschrieb mir, wie sie acht Jahre zuvor bei einer Reise durch die Schweiz gefallen war, was ein starkes Herabdrängen und fürchterliche Schmerzen durch das Hypogastrium zur Folge hatte. Dies ging mit heftigen Reizzuständen der Blase einher. Sie ertrug diese Schrecken drei Jahre lang, bevor sie endlich den Mut aufbrachte, einen Arzt aufzusuchen. Schließlich wurde sie durch die Schmerzen zu einem angesehenen Londoner Gynäkologen getrieben, der weltweit bekannt war.

Es gelang diesem Herrn jedoch noch nicht einmal, ihr auch nur die geringste Erleichterung zu verschaffen. Deshalb suchte sie einen zweiten Arzt auf, der ebenfalls versagte und behauptete, daß sie durch ihr kompliziertes Beschwerdebild niemals mehr gesund werden könnte. Es schien so, als würden Uterus und alles andere förmlich aus ihrem Körper gedrängt. Die Homöopathie verachtete und verspottete sie. Sie überwand ihr Vorurteil erst, als sie bereits 8 Jahre lang gelitten hatte. Neben den bereits erwähnten Symptomen trat eine besondere Form von Leukorrhoe auf, und zwar alle vier oder fünf Tage "als kleine Sturzbäche von dicker, gelber Absonderung". *Secale cornutum D 3* heilte diesen Fall so schnell und vollständig, daß man annehmen mußte, daß die Gebärmutter höchstwahrscheinlich verdreht worden war.

Ich hatte keinerlei mechanischen Eingriffe vorgenommen, und die Heilung erwies sich als dauerhaft.

Niemand, der etwas davon versteht, kann abstreiten, daß *Secale* in diesem Fall homöopathisch gewirkt hat, besonders wenn er jemals die Auswirkungen einer vollen Gabe Mutterkorn auf eine Gebärende mit einem starken Rücken und mit ausgeprägter Muskulatur beobachtet hat.

VERGRÖSSERUNG BEIDER EIERSTÖCKE; VERGRÖSSERTER UTERUS; APHONIE; HARNVERHALTUNG, USW.

In einigen Fällen von Frauenkrankheiten gibt es zwei oder drei Gesichtspunkte, die getrennt überdacht und bearbeitet werden müssen, sonst werden die Leidenden schnell in die Kategorie der nicht geheilten Fälle eingereiht und von der orthodoxen Medizin als unheilbar abgestempelt.
Was die Schulmediziner nicht heilen können, ist unheilbar, das muß klar sein: Was sie nicht wissen, ist kein Wissen.
Eine verheiratete Dame, 26 Jahre, Mutter von drei Kindern, wurde am 12. Mai 1893 von weither zu mir gebracht: "....meine Cousine ist nur noch ein Wrack".
Die Patientin war von prächtiger Gestalt - das, was die Franzosen *large* nennen - von zarter Faser, das Gewebe großmaschig. Solche Menschen sehen weitaus gesünder aus, als sie tatsächlich sind, und sind häufig das Ergebnis der Mischung einer kraftvollen mit einer tuberkulösen Person; der tuberkulöse Einschlag zeigt sich in ihrer Wachstumsgröße: Sie sind großzellig, und es fehlt ihnen an Zähigkeit. So verhielt es sich auch in diesem Fall: Ihr Vater war mit 29 Jahren an Schwindsucht gestorben, während die Mutter gesund und kräftig ist. Die Patientin hatte zweimal Masern, zweimal Influenza, war dreimal geimpft worden und hatte erst im vergangenen Jahr Scharlach gehabt. Bei ihrer ersten Geburt war sie fürchterlich eingerissen und wurde deshalb an fünf Stellen genäht. Da der Fall so verwickelt war, lassen sie uns ihn in die folgenden Abschnitte von oben nach unten gliedern:

1.) Einige Wochen lang völlige Stimmlosigkeit, sie kann außer einem leichten, undeutlichen Flüstern keinen Ton hervorbringen.

2.) Linker Leberlappen stark vergrößert und sehr empfindlich.

3.) Landkartenzunge mit vielen Bläschen: Mit Landkartenzunge meine ich die sogenannte *lingua geographica*.

4.) Milz leicht geschwollen.

5.) Stark verstopft, und viel Schmerz im Rücken und an den Seiten.

6.) Recht schlimme Hämorrhoiden.

7.) Der Uterus ist vergrößert.

8.) Die rechte Eierstocksregion ist der Sitz einer geschwollenen Masse, die fast noch größer als meine Faust ist; die linke Region ebenso, welche sehr schmerzhaft ist.

9.) Starker, jedoch nur zeitweise auftretender Ausfluß.

10.) Periode zu häufig und zu stark.

11.) Und der Gipfel der Leiden dieser unglücklichen Dame bestand in ihrer völligen Unfähigkeit, während der letzten beiden Monate Wasser zu lassen, was den Gebrauch eines Katheters notwendig machte.

12.) Viele Nerven-Symptome, mehr oder weniger quälend; da diese anscheinend auf ihre beiden durchgemachten Grippeerkrankungen zurückzuführen waren, begann ich meinen therapeutischen Feldzug mit *Cypripedin D 3*, dreimal täglich 6 Grains.

Cypripedium pubescens, Cypripedin, Scutellaria lat. und *Scutellarin* waren für lange Zeit meine Notanker bei postgrippalen Neurosen.
Dies besserte den neurotisch bedingten Teil der Stimmlosigkeit und ebenso die Verstopfung, und die Patientin war insgesamt nervenstärker geworden. Da die Milz geschwollen war, und weil die Patientin manchmal intermittierende Fieberschübe hatte, folgte dann *Urtica urens,* 20 Tropfen am Tag, und das vor allem auch gegen die Harnverhaltung. Dadurch wurde eine kritische, heilsame Diarrhoe ausgelöst, unter der die Milz sich normalisierte und die Hämorrhoiden verschwanden, während die Aphonie weiterhin etwas weniger wurde. Keine Besserung bei der Harnverhaltung.
Da die Harnverhaltung zumindest teilweise auf eine Schwellung des die Harnröhre umgebenden Gewebes zurückzuführen war, was ich manchmal schon mit Hilfe von *Saw palmetto Ø,* reduziert hatte, gab ich fünf Tropfen davon viermal täglich, aber es half nicht sonderlich. Deshalb studierte ich den Fall noch etwas genauer, und weil die Patientin zwischen 3 und 4 Uhr

morgens durch Schmerzen geweckt wurde und die Zungenmitte gefleckt war, gab ich *Malandrinum C 30* in seltenen Gaben. Die Landkartenzunge verschwand unter *Malandrinum C 30*, aber die Bläschen waren noch sehr auffällig. Sie erklärte nun, daß es ihr abends schlechter gehe. Das war am 9. Juni 1893. Unter dem 3. Juli finde ich folgende Notiz: "...hat zweimal die Stimme verloren, Zunge morgens stark belegt, Verstopfung fast gar nicht mehr aufgetreten, Hämorrhoiden verschwunden."
Rezept: *Arnica C 1*, 10 Tropfen in Wasser abends und morgens.
14. August: Stimme während der letzten 4 Wochen recht gut; Darm normal; immer noch unfähig, Wasser zu lassen, obwohl der Schmerz beim Wasserlassen abgenommen hat und die Menge normaler geworden ist. Sehr starker Ausfluß, der heftiges Unbehagen hervorruft. Schlaflosigkeit.
Rezept: *Medorrhinum C 1000.*
11. September: Stimme normal; schläft besser; Schmerz in der Seite tritt nachts noch auf; sehr viel Beschwerden durch den Ausfluß; immer noch unfähig, Wasser zu lassen, linker Leberlappen empfindlich. Rezept: *Chelone glabra Ø.*
16. Oktober: Keine großartige Veränderung.
Rezept: *Zincum acet. Ø.*
24. November: Periode spärlich; Anorexie; atemlos; Herzklopfen; kann immer noch nicht auf natürliche Art Wasserlassen.
Rezept: *Hydrastininum mur. D 3*, 5 Tropfen in Wasser abends und morgens.
22. Januar 1894: "Ich hatte keinerlei Schmerzen in der Seite mehr; manchmal kann ich von alleine Wasser lassen, aber nicht immer; Hämorrhoiden und Verstopfung sehr schlimm."
Rezept: *Sulfur C 30* (seltene Gaben).
2. März: Hämorrhoiden und Verstopfung geheilt; sehr starker Ausfluß; Wasserlassen normal.
Rezept: *Medorrhinum C 1000.*
Dieses beendete die Kur. Der Patientin ging es dann weiterhin gut, und im November 1894 bekam sie wieder ein Baby, danach hatte sie keine Beschwerden.

VERGRÖSSERUNG DER GEBÄRMUTTER; WASSERSUCHT DER UNTEREN EXTREMITÄTEN

Mrs. X., 43 Jahre, Mutter einer Familie, kam am 21. Oktober 1891 zu mir und klagte über häufige Fehlgeburten und "ein schwaches Herz, beträchtliche Schwellung des unteren Abdomens und Wassersucht der unteren Extremitäten". Sie trägt ein Pessar, das die schwere Gebärmutter hochhält, und ohne das sie nicht laufen kann. Starke Leukorrhoe. Mir schien es so, daß die Beschwerden nicht vom Herzen ausgingen, sondern daß sie allesamt von einer Vergrößerung der Gebärmutter verursacht wurden. Sie hatte ihr geliebtes Kind, den einzigen Sohn, verloren und war deshalb vor Kummer gebeugt, weshalb sicher *Ignatia* benötigt wurde. Die Belastung durch den gewaltigen Uterus verlangte jedoch nach *Bellis.*

Rezept: *Ignatia am. C 1* und *Bellis per. Ø*, 20 Tropfen von jedem täglich im Wechsel gegeben.

4. November: Entschiedene Besserung in jeder Beziehung; Leukorrhoe stark gebessert, kann besser laufen.

Im November und Dezember bekam sie *Helonias Ø* und *Arnica C 1*, worauf es ihr viel besser ging und sie ausrief: "Mein geschwollener Bauch ist nun so platt wie ein Pfannkuchen". Leukorrhoe und Wassersucht nicht mehr aufgetreten. Braucht kein Pessar mehr.

Bacillinum C 200 folgte, woraufhin das linke Bein erneut anschwoll. Zu Beginn des Jahres 1892 nahm sie einige Wochen lang *Fraxinus americanus Ø,* 10 Tropfen zweimal täglich, worauf sie sich wieder guter Gesundheit erfreute und ihre Funktionen normal waren.

Das *Bacillinum* hatte ich ihr wegen der Bläschen auf ihrer Zunge gegeben, und es tat ihrer gesamten Konstitution sehr gut, aber es hatte keinen Einfluß auf den Uterus, der teils nur mangelhaft zurückgebildet war, und teils durch Überanspruchung gequetscht war. Ich sollte noch hinzufügen, daß sie während der Zeit, in der der Uterus so stark vergrößert war, hin und wieder unter Morgenübelkeit gelitten hatte.

Bei reinen Organerkrankungen ist eine Konstitutionsbehandlung nicht angezeigt und deshalb nutzlos, wogegen ein beschädigter, gequetschter Uterus schnell auf Anti-Traumatika wie *Bellis perennis* und *Arnica montana* ansprechen wird. Die organotropen Mittel, die auf den Uterus wirken - *Helonias dioica* und *Fraxinus americanus* - heilten umgehend die Hypertrophie dieses Organs. Falls organotrope Mittel gegeben werden, wirken kleine materielle Gaben am besten - sogar brilliant; solche Mittel müssen auch in kurzen Abständen wiederholt werden. Im Gegensatz dazu kann man bei konstitutionell bedingter Hypertrophie von Organen diese keinesfalls durch organotrope Medikamente heilen, bevor nicht die konstitutionsbedingte Erkrankung durch seltene Gaben von homöopathisch genau gewählten Hochpotenzen kuriert worden ist.

Ich werde oft danach gefragt, warum ich die Anwendung von Pessaren ablehne. Darauf antworte ich: Ich bin nicht gegen den Gebrauch, wenn nichts anderes mehr hilft, aber ein Pessar ist nur ein Notbehelf von höchst unangenehmem Charakter; es ist immer noch besser, sich mit Hilfe eines Pessars bewegen zu können, als auf einer Couch zu liegen und langsam zu einem ungesunden Fleischkloß zu werden. Dennoch kann ein Pessar nicht heilen, und es heilt nicht nur nicht, sondern es neigt auch noch dazu, das große, schwere Organ noch größer und schwerer zu machen. Der richtige Weg ist, sich daranzumachen, die Größe und das Gewicht des Organs zu verringern, bis es leicht genug ist, um zu seinem normalen Platz zurückzukehren. Und ich behaupte, daß dies möglich ist, wobei die Aufgabe noch nicht einmal schwierig ist; doch gelingt sie nicht ohne organotrop wirkende Mittel, und sie gelingt auch nicht ohne Konstitutionsmittel, sofern die Hyperthrophie konstitutionell bedingt ist.

Einige meiner Kritiker haben behauptet, daß mein Gebrauch organotrop wirkender Arzneien, den ich weitgehend von Rademacher erlernt habe, einen Treuebruch an der Homöopathie bedeutet, und einer der Schreiber spricht von Rademacher als "Die neue Leidenschaft Dr. Burnetts". Tatsächlich habe ich im selben Jahr die Arbeiten Rademachers und Hahnemanns kennengelernt, und beide Standpunkte erweisen sich am Krankenbett als richtig. Hahnemann ist für mich ein Held, Rademacher aber ebenso: Muß Rademacher denn klein sein, nur weil Hahnemann groß ist?

Nun gelingt es mir oftmals nicht, reine Organerkrankungen mit Hochpotenzen zu heilen, aber ebenso wenig bin ich in der Lage, die großen Konstitutionskrankheiten durch organotrope Mittel zu kurieren. Und ich behaupte aufgrund meiner sehr genauen Beobachtungen und nicht eben wenig Erfahrung, daß die Organopathie Rademachers (also die des Paracelsus) einfache Homöopathie ist, wobei der Grad der Ähnlichkeit sehr klein ist, weswegen kleine, materielle Dosen benötigt werden, die ziemlich oft wiederholt werden müssen. In dem Maße, wie der Grad der Ähnlichkeit zunimmt, muß die Gabe des Mittels reduziert werden.

Lassen Sie mich nun den Fall einer Vergrößerung der Gebärmutter schildern, der konstitutionsbedingt war, um damit deutlich zu machen, was ich meine. Ein komplizierter Fall wie der vorletzte kann nicht nur mit irgendeinem einzigen Mittel geheilt werden, und es ist absolut unmöglich, für den ganzen Fall nur ein passendes Simile zu finden, denn die Symptome haben verschiedene Ursachen und sind von unterschiedlicher, krankhafter Beschaffenheit. Hahnemann hat das klar genug gesehen, und daher gab es die "Köthener Phase" der Homöopathie[2].

Nun aber zu meinem konstitutionsbedingten Fall.

---

2 Burnett meint damit damit die Zeit, in der Hahnemann sein Konzept der "Chronischen Krankheiten" entwickelte, veröffentlichte und auch praktizierte. (Anm. d. Herausgebers)

MANGELHAFT ZURÜCKGEBILDETER UTERUS, KONSTITUTIONSBEDINGT

Eine verheiratete Dame von 29 Jahren, Mutter eines Kindes, das 2 Jahre und 9 Monate alt war, wurde von ihrer Freundin, die eine alte Patientin von mir war, zu mir gebracht, weil sich ihre Gebärmutter in einem traurigen Krankheitszustand befand, an dem alle bisherigen Heilungsversuche gescheitert waren. Der Uterus war sehr stark vergrößert, was auf einer mangelhaften Rückbildung nach ihrer einzigen Schwangerschaft beruhte, bei der die Plazenta angewachsen war. Das Rektum war von Hämorrhoiden überhäuft, die oft stark bluteten, und neben all diesen Beschwerden litt die Patientin unter häufig auftretendem Ausfluß und starken Monatsblutungen. Die Gegend der Vulva und des Rektum stark pigmentiert, Inguinal- und Cervikaldrüsen wie viele Murmeln. Allgemein großer Erschöpfungszustand, darüber hinaus war sie sehr dünn: Ihre Freunde hatten sie als hoffnungslosen Fall aufgegeben. "Hoffnungslos, wie ich meine", erklärte mir ihre Freundin unter vier Augen.

Es war völlig klar, daß, obwohl es sich um einen Fall von Uterusvergrößerung handelte, diese Vergrößerung in diesem Fall nur ein Teil der Erkrankung war, und noch dazu ein sehr geringfügiger.

Das wesentliche Element bei diesem Fall war der konstitutionelle Zustand, der hinter der Plazenta praevia steckte; dies wurde noch offensichtlicher dadurch, daß *Bellis perennis Ø* und *Sepia C 5* keine besondere Wirkung erzielen konnten (im Juli 1892).

Anfang August stand die Sache sehr schlecht, und die Patientin hatte noch mehr abgenommen. Die dunkle Hautfarbe, abendliche Fieberschübe und die Auszehrung der Patientin brachten mich auf *Bacillinum* (C 200). Unter Einnahme dieses Mittels wurde die Patientin fieberfrei und nahm zu. Dann ging es ihr unter *Thuja C 30* wieder schlechter, worauf ich zu *Bacillinum* (C 100) zurückkehrte. Ich gab es ihr einige Monate lang, danach reduzierte *Fraxinus americanus*, in kleinen, materiellen Gaben, die Gebärmutter auf ihre normale Größe zurück. Heute ist die Patientin drall und gesund und hat ihre weiblichen Verrichtungen, zu denen sie vorher lange Zeit nicht mehr in der Lage war, wieder aufgenommen. Das schwindsüchtige Element in diesem Fall konnte nur dynamisch durch ein Mittel von hoher Ähnlichkeit beeinflußt werden. Obwohl der konstitutionelle Anteil dieses Falles wirklich und gründlich durch die Hochpotenz des pathologischen Simillimum geheilt worden war, blieb die Gebärmutter dennoch vergrößert. Das Organ wurde anschließend durch ein Organmittel (d. h. ein Gebärmuttermittel) - *Fraxinus americannus* in kleinen materiellen Gaben - beeinflußt, und die Heilung war vollkommen; das Organ schrumpfte zu seiner normalen Größe zusammen. Im August 1896 ging es der Patientin weiterhin gut und sie war *enceinte* (schwanger).

Im Gegensatz dazu möchte ich nun den sehr einfachen Fall eines enorm vergrößerten Uterus anfügen, der so schlimm war, daß die Patientin zu einer Hysterektomie nach England nach Hause geschickt wurde. Trotzdem lag dem keine konstitutionelle Ursache zugrunde, und ein einfaches, organotropes Mittel reichte aus, die Gesundheit wieder völlig herzustellen.

ÜBERMÄSSIGE VERGRÖSSERUNG DER GEBÄRMUTTER: DAS ORGAN SOLLTE OPERATIV ENTFERNT WERDEN

Vor zwei oder drei Jahren - vielleicht war es auch etwas länger her - pflegte mich eine in London wohnende Dame wegen ihrer Haut und der Leiden ihrer Kinder zu konsultieren. Wir hatten viele nette Gespräche miteinander, wobei ihr jedoch in letzter Zeit öfters die Tränen kamen und sie offensichtlich großen Kummer hatte. "Was ist los?" fragte ich sie.
"Oh, meine geliebte Schwester ist so sehr krank, daß die Ärzte nur noch wenig Hoffnung für sie hegen".
Diese Art von Gesprächen wiederholten sich ständig, bis sie mir schließlich berichtete, daß alle Ärzte zu dem Schluß gekommen seien, daß ihrer Schwester nur noch eine sehr schwere Operation irgendwie helfen könnte. Es waren bereits Vorkehrungen zu deren Ausführung getroffen und Räume im Cavendish Square zu diesem Zweck belegt worden.
Bei Frauen sind schwere Operationen verbreitet genug, deshalb schenkte ich den Klagen der Dame keine große Beachtung und hätte es wohl auch weiterhin nicht getan, wenn sie nicht vor lauter Kummer ganz zusammengebrochen wäre, und sie mich deshalb darum bat, mich darum zu kümmern, ob die schreckliche Operation nicht doch noch abgewendet werden könnte.
"Sie wollen die gesamte Gebärmutter entfernen, sie ist so groß, daß der Körper sie nicht mehr halten kann, deshalb erklären alle fünf Ärzte, dies sei das einzige, was man noch machen könne".
Wir vereinbarten, daß die Patientin am kommenden Montag gebracht werden sollte, da die Operation für Dienstag festgelegt worden war.
Mrs. John X., Mutter von 6 Kindern, 38 Jahre alt, wurde im Juli 1892 zu mir gebracht. Sie kam - das heißt, sie wurde gebracht - mehr um ihrer geknickten Schwester damit einen Gefallen zu tun, und um ihr damit zu beweisen, daß ihr wahrscheinlich doch nichts anderes helfen könnte, außer der schrecklichen Operation, die am folgenden Tag durchgeführt werden sollte.

Kurz gesagt war es der Fall eines stark hypertrophierten Uterus, der soviel größer war als der Raum, den die Natur dafür vorgesehen hatte, daß die

unglückliche Dame gar nichts mehr unternehmen konnte, und es auch gerade eben noch möglich war, die umfangreiche Masse mit Hilfe eines Pessars wenigstens etwas hochzuhalten. Die Gebärmutter war durch einen bekannten Chirurgen ausgeschabt, durch einen anderen systematisch kürettiert, und durch einen dritten tatkräftig verätzt worden, aber sie wurde dadurch offensichtlich nur noch größer.
Während einer der Geburten war die Gebärmutter stark eingerissen, später kam es zu einer Plazentaverwachsung, worauf verschiedene Blutungen auftraten, bis der Uterus zu der Zeit, als ich sie untersuchte, groß, verhärtet, schwer und dick geworden war.
Die Patientin hatte sich gut gehalten und war frei von Krankheit im üblichen Sinn, und, abgesehen von dem riesigen Uterus, ging es ihr recht gut, nur daß sie blaß und anaemisch war wegen ihrer zu häufigen Perioden.
Ich hatte die größten Schwierigkeiten, diese Dame davon zu überzeugen, daß sie meiner Meinung nach medikamentös geheilt werden könnte, und daß solch eine schreckliche Verstümmelung ihrer Person gar nicht notwendig war.
"Aber die Operation ist für morgen früh festgelegt!"
"Und wenn schon? Verschieben Sie sie auf jeden Fall".
"Aber ich bin um die ganze Welt gereist, nur um diese Operation durchführen zu lassen: Es ist zu spät, sich jetzt noch anders zu entscheiden".
Die Dame konnte nicht überredet werden, die Operation aufzuschieben, weil sie deshalb extra angereist war, und von ihrer armen Gebärmutter schrecklich geplagt wurde. In der freudigen Erwartung, nun endlich ein für allemal von ihrer unerträglichen Last befreit zu werden, hatte sie die lange Reise tapfer ertragen.
"Wie alt sind Sie?" fragte ich.
"Achtunddreißig".
"Und ihr Ehemann, ist er ein verbrauchter, alter Mann"?
"Um Himmelswillen, nein: Er ist immer noch ein junger, sehr kraftvoller Mann".
"Und Sie wollen sich wirklich so verstümmeln lassen - Sie, mit ihrem kräftigen, jungen Ehemann?"
Die geplante Operation wurde *für einige Zeit* aufgeschoben, um zu sehen,

ob unsere Mittel irgendwie helfen könnten.
Ich entfernte das Pessar und verordnete der Dame 5 Tropfen der Urtinktur von *Fraxinus americanus* dreimal täglich in Wasser.
Schon nach einer Woche war die Operation vorläufig aufgegeben worden, nach drei Wochen war jeglicher Gedanke an eine Operation als überflüssig abgetan, und nach sieben Wochen konnte die Patientin nach Schottland fahren, was sie auch tatsächlich tat, um dort lange Spaziergänge durch die Moore zu unternehmen. Sie verspürte dabei noch nicht einmal die geringsten Rückenschmerzen. Die Gebärmutter hatte sich schlicht und einfach auf ihren normalen Umfang zurückgebildet und sich wieder auf ihren angemessenen Platz bewegt - und dies unter dem alleinigen Einfluß eines einzigen Mittels - nämlich *Fraxinus americanus*, anfangs in Dosierungen zu je 5 Tropfen, später zu 6 Tropfen und zuletzt zu 10 Tropfen.
Früher hatte die Patientin eine Menge *Chinin* eingenommen und war daher sehr fröstelig. Dies wurde durch *Natrium mur. C 6, trit.*, geheilt. Sie war dreimal geimpft worden und war sykotisch. *Thuja occid. C 30* und *Malandrinum C 100* heilten diesen Zustand, und dann gab ich ihr bei einer Gelegenheit *Ignatia amara*, aber all diese Mittel *folgten erst nach* Heilung der Gebärmutter durch *Fraxinus americanus*. Ich halte mich dabei so lange auf, um klar zu machen, daß die Patientin einzig durch die Einnahme kleiner, materieller Gaben einer einzigen, organotrop wirkenden Arznei - *Fraxinus americanus* - von ihrer Uterushypertrophie geheilt wurde, und so in den Schottischen Mooren umherlaufen konnte, wobei sie ihre wiedergefundene Freiheit genoß.
Mehr als drei Jahre später, im Dezember 1895, sprach eine Tante dieser Dame wegen ihrer eigenen Beschwerden bei mir vor, und auf meine Frage nach meiner *Fraxinus*-Patientin rief sie aus: "Oh, es geht ihr ausgezeichnet, obwohl ihre gesellschaftlichen Pflichten wegen der öffentlichen Stellung ihres Ehemannes sehr umfangreich sind. Niemand kann das begreifen".
Kein Arzt kann ein besseres klinisches Resultat als dieses verlangen, und meine Behauptung, daß organotrope Mittel Organerkrankungen heilen, wird damit wieder einmal bestätigt. Und ich bekräftige nochmals, daß die Wirkungsweise homöopathisch ist. Ich beanspruche damit nicht, eine Lanze für die Homöopathie zu brechen; denn sollte die Homöopathie nicht die

beste aller medikamentösen Behandlungsmethoden sein, so laßt sie hinweggefegt werden. Es scheint mir nur so, daß Organopathie und einfache Homöopathie identisch sind, und daß das Reisig für den Besen, der sie fortfegen könnte, bis jetzt noch nicht gewachsen ist. "Sollen wir denn das Gesetz der Homöopathie aufgeben und alles wieder dem Zufall überlassen?" ereiferte sich ein Kritiker meiner *"Erkrankungen der Leber"*. Keineswegs, werter Freund, doch laßt uns nicht einfach etwas so Großartiges wie die Fundamente unseres homöopathischen Hauses verschenken, das sich hinter der Bezeichnung "Spezifität des Sitzes" oder auch "Organopathie" verbirgt.

Ob sich das nun tatsächlich im Bereich der Homöopathie bewegt, wie ich behaupte, oder nicht, es bewahrheitet sich - und zwar sehr - am Krankenbett, und das reicht mir völlig aus. Die Organopathie wird keinesfalls konstitutionelle Krankheiten heilen, deren Milieu der Makrokosmos ist, aber sie bereinigt die Beziehung zwischen dem Organ und dem Mirkokosmos, dem Organismus.

VERGRÖSSERTE GEBÄRMUTTER, DIE DIE MIKTION BEHINDERT, MIT STARKEM ERBRECHEN

Eine Mutter von sechs Kindern, 72 Jahre alt und Schwester des Sir William X., kam am 18. November 1890 wegen Schlaflosigkeit und Erbrechen in meine Behandlung. Wegen einer Schmerzempfindlichkeit der Pylorusregion war die Diagnose "Pyloruskrebs" gestellt worden, was zudem völlig durch den teilweisen Kräfteverfall der Patientin bestätigt wurde. Die Perkussion der Pylorusregion ergab außerdem einen dumpfen Klang, und während der Nacht traten grausame Anfälle von Dyspepsie auf.

Scheinbar gab es wenig Zweifel an der Diagnose, besonders da es zeitweilig zu sehr stinkenden, uterinen Absonderungen kam.

Die Gebärmutter war sehr groß und nach vorn geneigt, so daß sie auf die Blase drückte und dadurch viel Unbehagen verursachte, denn die Patientin konnte oft keinen Urin lassen außer in aufrechter Stellung. Nur so war der Körper in der Lage, den Druck auf die Blase auszugleichen. Durch meine Kenntnisse der Konstitutionen in ihrer Familie neigte ich zu der Annahme, daß die Symptome dieser Dame durch die Blase und den Uterus verursacht wurden, was für sie sicherlich sehr quälend war: es schien für mich wahrscheinlich, daß die Flatulenz, die Gärung, das Erbrechen und auch das anfallsweise auftretende nächtliche Erbrechen sehr gut ihren Ursprung in der Unterleibsregion haben konnten. Meine Ansicht über den Verlauf der Symptome bei diesem Fall wurde durch den Bericht der Patientin unterstützt, daß sie früher sehr unter Ausfluß gelitten und einige Jahre nach dem Klimakterium schlimme Absonderungen aus der Gebärmutter gehabt hatte, die durch vaginale Spülungen beseitigt worden waren.

Ich verordnete *Bursa pastoris Ø*, 5 Tropfen in Wasser alle vier Stunden, später nur noch 6 Tropfen abends und morgens. Dadurch gesundete die Patientin völlig, und es wurde kein weiteres Mittel mehr benötigt oder gegeben. Auf den ersten Blick scheint so etwas fast unmöglich zu sein, doch wenn man bedenkt, daß das Hirtentäschel ein ganz ausgezeichnetes Heilmittel für den Uterus ist, dann kann man verstehen, wie so etwas möglich ist, was die Erfahrung bestätigt.

Dieser Dame ging es, soweit mir bekannt ist, jahrelang sehr gut - tatsächlich glaube ich, daß sie immer noch lebt. Ich würde gern noch einige Anmerkungen zu diesem Fall hinsichtlich der Verursachung von Krankheiten durch mit Spülungen unterdrückten Ausfluß machen, da dieser Fall eindeutig so verursacht worden war, aber ich muß dieses Thema auf etwas später verschieben. Meine Wahl fiel auf *Bursa pastoris*, weil das Mittel sehr dazu neigt, einen unterdrückten Ausfluß wieder hervorzurufen, und wie ich bereits gezeigt habe, wirkt es recht zuverlässig auf den Uterus. Darüber hinaus schien es mir durch die Erzählung der Patientin sehr wahrscheinlich, daß dieser Fall eher von gichtiger als von kanzeröser Natur war, was der Verlauf bestätigte: Es war ein gichtiger Katarrh des Endometriums aufgetreten, der als Leukorrhoe unterdrückt wurde, wodurch er auf die Duodenalregion zurückgedrängt wurde. Ein Bruder dieser Dame, der nun 80 Jahre alt wurde, ist ebenfalls mein Patient, und dieser litt jahrelang unter Ausfluß aus der Harnröhre, der sicher von gichtiger Beschaffenheit und autochthon war. Hätte das nicht ein Licht auf diesen Fall geworfen, so hätte ich höchstwahrscheinlich die schwerwiegende Diagnose "Pyloruskrebs" akzeptiert.
Bei einem vorliegenden Fall ist es für eine richtige Diagnosestellung eine große Hilfe, das Organ für sich und *in bezug auf* die anderen Organe und den ganzen Organismus zu betrachten: Manchmal ist eine korrekte Diagnosestellung ohne eine derartige Beurteilung nicht möglich. Die Wissenschaft erweitert ständig unsere Kenntnisse von der Hierarchie der Organe. So zeigen einige kürzlich von einem französischen Forscher durchgeführte Experimente, daß die Milz von allen Körperorganen die größte Oxidationskraft besitzt, danach folgt die Leber und erst an dritter Stelle die Lunge. Und mit Zunahme unseres Wissens treten neue physiologische Fakten zutage, die zeigen, daß jedes Organ eine nur ihm eigene Funktion zum Nutzen des ganzen Körpers erfüllt. Dies kann man, rein vom klinischen Standpunkt aus betrachtet, am folgenden Fall gut sehen.

SCHLIMMES BEIN; VERGRÖSSERTER UTERUS; INTERMITTIERENDE LEUKORRHOE; MALARIA-MILZ; STIRNKOPFSCHMERZ.

Eine unverheiratete Dame, 48 Jahre alt, kam im März 1895 zu mir wegen ihres schlimmen Beines. Das "schlimme Bein" bestand aus einer flachen *Masse* von ziemlich kleinen varikösen Venen um den linken Knöchel, die einen flachen Tumor darstellte, der sich etwa ein Viertel eines Inches über die Höhe der Haut erhob. Gegen Abend brannte diese variköse Masse stark. Die Patientin kam fünfzehn Monate vor ihrem Besuch bei mir in die Wechseljahre, aber sie litt an in Schüben auftretender Leukorrhoe, und wenn dieser leukorrhoische Ausfluß auftrat, dann war das Brennen in dem varikösen Knoten intensiv. Der Uterus war leicht vergrößert; die allgemeine Gesundheit ausgezeichnet, abgesehen von den Hitzewallungen, die unangenehm waren. Die Patientin kam zu mir, weil sie sehr beunruhigt war wegen der varikösen Masse an ihrem Knöchel, die, wie man ihr gesagt hatte, zu einem "schlimmen Bein" werden könne. Die sehr moderate Vergrößerung der Gebärmutter konnte die fragliche Masse nicht hinreichend erklären, und das Brennen in ihr erschien merkwürdig, besonders das große Brennen in ihr, wenn der leukorrhoische Ausfluß aktiv war. Ich habe an anderer Stelle schon behauptet, daß Leukorrhoe häufig mit der Milz in Verbindung steht. Ein berühmter Arzt hat versucht, dies ins Lächerliche zu ziehen, aber ich bin immer noch derselben Meinung, und ich wiederhole hier den Satz, daß Leukorrhoe häufig in Verbindung mit der Milz steht, und dieser Fall bestätigt diese Ansicht deutlich. Als ich feststellte, daß die Milz der Patientin geschwollen war, fragte ich sie, ob sie jemals Malaria gehabt habe. "Ja, vor zehn Jahren in Indien." Ich betrachtete also die Leukorrhoe als von der Milz ausgehend und meinte ebenso, daß der variköse Tumor gleicherweise vom Zustand der Milz herrührte.

Pulsatilla Ø ist ein ausgesprochen nützliches Organ-Mittel für die Gebärmutter nach dem Klimakterium, wenn keine Periode mehr vorhanden ist, die durcheinandergebracht werden kann, und wenn das Organ leicht vergrößert ist. Während der Zeit, in der die Menstruation noch aktiv ist, neigt es dazu, diese zu sehr durcheinander zu bringen, und muß daher in höherer Potenz gegeben werden, wenn es homöopathisch angezeigt ist. Miss X. nahm also einen Monat lang *Pulsatilla Ø*, 5 Tropfen in Wasser abends und morgens, und es tat der Gebärmutter gut, und der Ausfluß und die Hitzewallungen wurden ein wenig gebessert; aber die Patientin klagte sehr über ein Kältegefühl, obwohl das Wetter wärmer war als vorher (10. April). Mir schien die geschwollene Milz der ursprüngliche Sitz des Unheils zu sein, und darum verordnete ich *Urtica urens Ø*, 5 Tropfen in Wasser abends und morgens, und es wurde sehr bald offenkundig, daß diese hypothetische Diagnose richtig war, denn die Milz nahm an Größe ab, das Frieren verschwand, die variköse Schwellung verminderte sich, und sowohl die Patientin als auch der Arzt waren erfreut. Später, nachdem *Urtica* offensichtlich ausgewirkt hatte und irgendetwas der vollkommenen Heilung scheinbar noch im Wege stand, forschte ich weiter nach, und fand heraus, daß Miss X. viermal geimpft worden war, und sich ihre Kopfschmerzen morgens verschlimmerten. Anfangs waren die Kopfschmerzen durch *Pulsatilla* sehr gebessert worden, traten aber später wieder auf. *Urtica* änderte nichts daran, aber durch *Thuja C 30* in seltenen Gaben wurden sie dann völlig geheilt.

Danach wurde für einige Zeit - etliche Monate - *Ceanothus americanus C 1* gegeben, und als ich die Patientin zuletzt sah, ging es ihr praktisch gut. Es bestand lediglich noch eine sehr leichte variköse Schwellung, gegen die ich ihr eine Arznei verschrieb, die ich mir nicht notiert habe. Ich treffe Miss X. oft auf der Straße, und ihrem Aussehen und ihrer freundlichen Begrüßung nach zu urteilen, habe ich keine Zweifel, daß es ihr gut geht.

Vielleicht bekomme ich noch, bevor dies in Druck geht, die Gelegenheit, sie zu fragen, ob noch irgendeines ihrer Leiden vorhanden ist[3].

---

3 Ich habe sie seither noch nicht wieder getroffen.

FALL VON PLEURODYNIE DER LINKEN SEITE

Ich möchte an dieser Stelle gern einige Worte anfügen, die mehr oder weniger zu der Frage passen, ob die Milz in irgendeiner Verbindung zum Uterus steht. Ich behaupte, daß sie es tut (siehe auch mein *Diseases of the Spleen*).

Der submammäre Schmerz - der klassische "Schmerz unter der linken Brust" und sein gleichfalls klassisches Heilmittel *Cimicifuga* - weisen auf eine bestimmte Beziehung zwischen dem Uterus und dem oberen Teil der linken Körperhälfte bei Frauen hin. "Schmerz in der Seite" ist sehr vage ausgedrückt, aber viele Damen klagen mir gegenüber darüber. In diesem Fall war der Schmerz unterhalb der linken Rippen lokalisiert, d.h. im Milzbereich (Milz vergrößert). Die Schmerzen verschlimmerten sich periodisch (jeden 3. Tag), aber sie waren niemals ganz verschwunden. Die Patientin hatte *früher* unter Leukorrhoe gelitten. Die Vorgeschichte dieses Falles brachte mich auf *Bellis perennis Ø*. Es half ihr ein wenig, doch der Schmerz trat wieder auf und verschwand dann unter der Einnahme von *Tuberculinum test. C 100* (die Patientin war vorher abgemagert, hatte hektische Flecken auf den Wangen und abendliche Verschlimmerung). Die ganze Periodizität verschwand. Dann folgten *Cimicifuga C 1*, *Thuja C 30*, *Sabina C 30* und zum Schluß *Tuberculinum test. C 100*. Mit Abnahme des Schmerzes hatte sich auch die Milz normalisiert, Miss C. hatte etliche Pfunde zugenommen, und es geht ihr seitdem weiterhin gut. Hier trat der Schmerz in der Seite auf als Folge des Verschwindens der Leukorrhoe, und aus den Mitteln, die zur Heilung führten, schließe ich, daß es sich um einen Fall von Sykosis (hyrogenoider Konstitution) gemischt mit Psora gehandelt hat.

MANGELHAFT ZURÜCKGEBILDETER UTERUS; HAEMORRHAGIE; RÜCKENSCHMERZEN

Ein Herr, der in Südamerika lebte und früher mein Patient gewesen war, schickte seine junge Frau nach Hause, damit sie sich hier in meine Behandlung begeben konnte, weil ihre Gesundheit ernstlich angegriffen war. Das war im August 1894. Im vorangegangenen Juni hatte die Patientin eine Totgeburt gehabt, und war durch die Blutung, die seit der Fehlgeburt nicht mehr aufgehört hatte, sehr geschwächt.

Die Vergrößerung der Gebärmutter ist beträchtlich, die Rückenschmerzen sind sehr schlimm, die Blutung stark, und dabei hat die Patientin sehr an Gewicht verloren. Ihre Haut ist (an den bedeckten Stellen) stark pigmentiert, die Leistendrüsen sind vergrößert.

Die Diagnose war hier eindeutig, d.h. es handelte sich um den Fall einer stark vergrößerten Gebärmutter.

Nun könnte man durch mein großes Lob auf organotrope Mittel annehmen, daß ich der Patientin umgehend eine gute organotrope Arznei wie *Bursa pastoris*, *Helonias dioica*, *Fraxinus am.*, *Aletris farinosa* gegeben hätte, doch das tat ich nicht. Dies führt mich zu einem sehr entscheidenen Gesichtspunkt meiner Arbeit. Aber vielleicht sollte ich doch erst den Fall berichten, und ihn danach erläutern.

Rezept: *Tuberculinum test. C 100*. Dies war meine erste Verschreibung am 31. August.

17. September: Die Blutung hat völlig aufgehört!

Rezept: *Fraxinus americanus Ø*, 6 Tropfen in Wasser dreimal täglich. Dies führte zu einer beträchtlichen Abnahme des Gebärmutterumfangs mit entsprechender Besserung der Rückenschmerzen. Dann wurde die erste Verschreibung von *Tuberculinum test. C 100* wiederholt und einige Zeit gegeben. Im Winter *Saw palmetto Ø* und danach *Quassia Ø*, wonach die Patientin im folgenden Juni zu ihrem Ehemann zurückkehrte, da sie wieder recht gesund war.[4])

4 Der Ehemann dieser Dame schrieb mir im August 1896, daß es meiner Patientin weiterhin gut ginge und daß sie in Kürze ein Kind gebären würde.

Der wesentliche Punkt dieses Berichtes liegt darin, daß ich nicht zu Anfang ein organotrop wirkendes Mittel in kleiner materieller Dosierung gegeben habe, und warum nicht?
Deshalb, weil es sich hierbei primär nicht um eine Organerkrankung handelte, obwohl eine Erkrankung des Organs bestand, sondern um eine Erkrankung des Organismus, und aus dem Organismus heraus, obwohl sie sich in dem Organ als auch im Organismus lokalisierte. Organe können in sich selbst und von sich selbst angegriffen sein, wobei sich dann ihr krankhafter Einfluß auf den ganzen Organismus erstreckt. In einem solchen Fall sind Organ-Mittel die angezeigten heilenden Agentien.
Falls das Organ aber durch den Organismus, und von diesem ausgehend, und in Übereinstimmung mit ihm, krank ist, geht hier die Primärerkrankung vom Organismus aus und muß mit dem homöopathischen Simillimum behandelt werden. In diesem Fall war das *Tuberculinum testium*, wobei eine Hochpotenz, nämlich *Tuberculinum test. C 100,* angewandt wurde, da das gesuchte Heilmittel eine starke Ähnlichkeit zu den Symptomen aufwies.
Und das Ergebnis? Schneller Rückgang der bedrängenden Symptome, d.h. der Haemorrhagie, und nachdem diese völlig geheilt war, setzte sofort eine allgemeine Besserung ein. Der ganzen Sache lag ein tuberkulöser Zustand des Endometriums zugrunde, der sich durch die starke Pigmentierung der Anal- und Vulvaregion und die fühlbare Verhärtung der Leistendrüsen manifestierte. Außerdem war die Schwester der Patientin früher von mir mit *Bacillinum* von der Schwindsucht geheilt worden. Ihr Fall wird in meiner Schrift "*New Cure of Consumption*" beschrieben. Nebenbei bemerkt hat diese Dame seit der Behandlung zwei weitere, gesunde Kinder geboren, und sie ist auch heute noch bei guter Gesundheit.
Das pathologische Simile ist das Höchste, was bisher an medikamentöser Behandlung erreicht worden ist, und stellt eine wirklich großartige und fruchtbare Idee dar.
Nachdem die tuberkulöse Belastung des Organismus durch *Tuberculinum test.* geheilt worden war, blieb noch die Uterusvergrößerung, die dann mit *Fraxinus americanus* angemessen behandelt wurde.
Abschließend möchte ich das Ganze folgendermaßen zusammenfassen: Wenn die Erkrankung des Organs primär vom Organ an sich ausgeht,

benutze man organotrope Arzneien in kleinen, materiellen Gaben, die häufig wiederholt werden müssen. Wenn die Organerkrankung aber nur Teil der Erkrankung des ganzen Organismus ist, gebrauche man das homöopathische Simillimum in Hochpotenz in seltenen Gaben. So arbeite ich, wobei ich sehr glücklich und zufrieden mit den Heilerfolgen, die ich dabei habe, bin.

VERGRÖSSERTER UTERUS; RÜCKENSCHMERZEN; STARKE DEPRESSION

Eine 38jährige, unverheiratete Frau kam aus Irland, um sich von mir behandeln zu lassen. Das sehr quälende Hauptsymptom bestand in einer recht schwerwiegenden Gemütsverstimmung. Weil diese Dame viermal geimpft worden war und *durch Reisen sehr durcheinandergebracht wurde*, begann ich mit *Thuja C 30*.

Bei ihrem nächsten Besuch berichtete sie mir, daß sie sehr viel weniger bedrückt sei, daß aber ihre Rückenschmerzen fürchterlich wären. Bei der Untersuchung stellte sich heraus, daß ihre Gebärmutter dick und schwer, der Gebärmutterhals weich war, und daß sich der Rückenschmerz zwischen 10 und 11 Uhr morgens verschlimmerte.

Sowohl die Gemütsverstimmung als auch die Verdickung der Gebärmutter schienen nach *Aurum* zu verlangen, und dies verordnete ich wie folgt: Rezept: *Aurum met. C 3,* trit, 6 Grains, ein Pulver abends und morgens.

12. Mai: Der Gebärmutterhals ist weniger weich bei Berührung, und die Patientin ist munter.

Rezept: *Wiederholung*.

25. Juni: "Es geht mir viel besser: Ich kann ohne den gewohnten Rückenschmerz die Treppen auf und ab laufen". Und zur Gemütsverstimmung: "Ich bin recht glücklich".

Etwas später erzählte mir ihr Schwager: "...Sie haben die Schwester meiner Frau sehr gut geheilt. Wir sind dafür alle sehr dankbar, denn wir hatten schon fast damit gerechnet, sie in eine Anstalt einweisen lassen zu müssen".

Neulich bemerkte einer meiner Kollegen (er mag mich nicht!): "Oh, Dr. Burnett gibt jedem *Thuja* gegen das, was er "Vaccinosis" nennt, und er gibt es in der 30. Verdünnung, bei der die Wissenschaft nachgewiesen hat, daß sie überhaupt keine Arznei mehr enthält, und für diese verrückte "Vaccinosis" gibt es gar keinen Platz in der Terminologie der Krankheiten."

Darauf erwidere ich: Wenn eine völlig gesunde Person, die niemals geimpft worden ist, leicht Pocken bekommen kann und wir diese völlig gesunde Person dann impfen, um sie so praktisch immun gegen die Pocken zu machen: Worin besteht dann die Veränderung? In etwas, das mehr als

vollkommen gesund ist? Das ist unvorstellbar. Es scheint mir, daß die bewirkte Veränderung pathologisch ist und ich nenne das "Vaccinosis".
Thuja occidentalis ist das zu diesem krankhaften Zustand, nämlich der Vaccinosis, passende homöopathische Mittel, was sich immer wieder bestätigt hat. Die 30. Potenz unserer Mittel ist eine sehr kraftvolle therapeutische Waffe, was tausendmal wissenschaftlich erwiesen wurde, und jedem, der etwas Verstand hat, wissenschaftlich bewiesen werden kann.
Aber wozu soll man sich die Mühe machen und mit solch einem medizinischen Individuum - wie besagtem Kollegen - darüber vernünftig reden, der stur behauptet, daß ein Ekzem eine lokale Hauterkrankung ist, die er mit Salben heilt!

FALL VON SCHWINDSUCHT MIT NACHTSCHWEISSEN ALS FOLGE UNTERDRÜCKTER LEUKORRHOE, DIE VON EINEM MANGELHAFT ZURÜCKGEBILDETEN UTERUS HERRÜHRT

Ich habe eine sehr feste Meinung gegenüber der Frage intravaginaler Einläufe: Sie sind allesamt verdammenswert und schädlich, von der Konzeption her seicht, in der Theorie falsch, und in der praktischen Anwendung schadenbringend.

Eine verheiratete, etwa 30jährige Dame, Mutter eines Kindes, kam am 5. Februar 1891, um mich wegen ihrer Schwindsucht zu konsultieren. Der Fall war ziemlich klar und bot keine Schwierigkeiten bei der Diagnose: Die Patientin hatte einen schlimmen Husten, Nachtschweiße, blutigen Auswurf, eine empfindliche Stelle in der rechten Lunge, so nahe wie überhaupt möglich an der Stelle, an der sich der rechte Bronchus zu verzweigen beginnt. Sie hat einen liebevollen, wohlhabenden Ehemann, der bereits die angesehensten Lungenspezialisten Europas zur Behandlung seiner Frau hinzugezogen hatte. Die Winter hatte sie in Südfrankreich und Algerien verbracht, was die Sache etwas aufgehalten, aber nicht geheilt hatte, und der zerstörende Prozeß schritt voran.

Rezept: *Bacillinum C 100.*

2. März: Es ging ihr schon viel besser, aber jetzt hat sie sich erkältet, und es geht ihr schlechter als zuvor. Rezept: *Bacillinum C 30.*

17. März: Urin dick, mit Sediment; hustet immer noch; Nachtschweiße nicht gebessert, um 3 Uhr ausbrechend; Periode normal, Verdauung in Ordnung, aber sie ist blaß und *kalt.*

Rezept: *Urtica ur. Ø,* welches sie scheinbar heilte; aber am 14. Mai wurde die Familie von einer leichten Lungenblutung im Auswurf alamiert, so daß ich den Fall nochmals sorgfältig durchging und langsam zu dem Schluß kam, daß die Lungenerkrankung ihren Ursprung in einem Ausfluß hatte, der mit intravaginalen Einläufen unterdrückt wurde, und ganz und gar nicht ursächlich eine Lungenerkrankung war. Den ursprünglichen Ausgangs-

punkt eines jeden Leidens zu finden, ist von höchster Wichtigkeit, leugne es, wer will.
Rezept: *Medorrhinum C 200.*
Innerhalb einer Woche schrieb mir die Dame, daß sie seit Einnahme der Pulver sehr unter Rückenschmerzen leide, die täglich ein bis zwei Stunden anhielten, nämlich von 12 bis 14 Uhr mittags, und daß ein gefärbter Ausfluß aufgetreten sei, der wie Hautfetzen aussähe. "Heute hatte ich weniger Schmerzen, aber abends kam beim Ausziehen (um 19.30 Uhr) ein großes Stück heraus, und ich glaubte, daß es gut sei, es Ihnen zuzusenden, damit Sie es sehen können (es handelte sich um ein flaumiges, fetziges Gewebsteil, mit Schleim und Blut überzogen und bohnengroß). Dasselbe ist mir schon einmal, etwa 8 oder 10 Wochen nach meiner Entbindung, für einige Zeit aufgetreten, und es wurde mir damals empfohlen, den Ausfluß mit Einläufen von Zinksulfat und Alaun zu behandeln, wodurch er bald geheilt (!) wurde. Diesmal begann es einen Tag nach meiner Periode; meinem Rücken geht es heute besser". Das Mittel soll weitergenommen werden.
2. Juni: Immer noch Husten; der Auswurf ist gelb und dick; die Zunge ist weiß belegt, und der Husten am frühen Morgen am schlimmsten.
Rezept: *Medorrhinum C 1000.*
Ergebnis: Völlige Heilung.

FÜNF JAHRE SPÄTER

Der Patientin geht es weiterhin mit ihrer Lunge gut, und tatsächlich erfreut sie sich ausgezeichneter Gesundheit und hat seit ihrer Heilung zwei gesunde Kinder geboren.

RETROVERTIERTER UTERUS, STARK VERGRÖSSERT; DYSMENORRHOE; KINDERLOSIGKEIT

Dort, wo Kinderlosigkeit das Leiden ist, das behandelt werden soll, und falls die Sterilität auf eine verdickte, schwere und retrovertierte Gebärmutter zurückzuführen ist, kann eine Heilung auf gar keinen Fall durch eine Hysterektomie erzielt werden.

Die Chirurgen haben größte Schwierigkeiten, den angstvollen Ehemännern klarzumachen, daß ihre ehelichen Rechte durch eine völlige Entfernung der Gebärmutter nicht beschnitten werden.

Warum auch nicht, sicher doch; auf eine gewisse Art, jedoch ... *pfui*, die bloße Vorstellung davon erregt schon Abscheu.

Bei dem nun vorliegenden Fall handelt es sich um eine 27jährige, verheiratete Dame, die seit zwei Jahren verheiratet und kinderlos ist. Ich fand den Uterus vergrößert und retrovertiert, wodurch sowohl eine Dysmenorrhoe als auch ihre Sterilität verursacht wurden. Die Patientin hatte zahlreiche kleine Knoten auf ihrer Kopfhaut und ein Lipom von der Größe einer Auster auf der linken Hüfte. Außerdem litt sie unter Madenwürmern, war dünn, hatte abends Hitzewallungen, und zusätzlich litt sie auch noch unter Heuschnupfen. Viele Kopfschuppen. Häufig Magenverstimmungen, und feuchte Handflächen. Zuerst behandelte ich ein Jahr lang die Konstitution dieser Dame, wobei sie *Bacillinum C 200* (drei Monate lang), *Saw palmetto Ø* und *Malandrinum C 200* erhielt. Es ging ihr danach allgemein viel besser, aber es gab keinerlei Anzeichen einer Schwangerschaft. Darauf folgte *Aurum met. D 3*, das dem Uterus sehr gut tat, und nach der Einnahme von *Thuja C 30* und *Saw palmetto Ø* wurde sie schwanger, ein Jahr und sieben Monate nachdem sie mich zum ersten Mal aufgesucht hatte. Nach normaler Schwangerschaft bekam sie einen feinen Jungen. Zwei Jahre später erzählte mir ihre Freundin begeistert: "Oh! Mrs. X. hat noch ein zweites Baby bekommen!"

STERILITÄT; MISSGESTALTETER UTERUS; AUSBLEIBEN DER PERIODE

Eine verheiratete Frau, 28 Jahre alt, kam am 11. Februar 1891 zu mir und erzählte, daß sie seit 5 Jahren verheiratet sei, aber zu ihrem großen Bedauern kinderlos geblieben sei. Ihr Uterus schien überhaupt keinen Muttermund zu haben, und obwohl sie 28 Jahre alt und bereits seit 5 Jahren verheiratet war, hatte sie in *ihrem ganzen Leben* erst siebzehn oder achtzehn Regelblutungen gehabt, und seit elf Monaten waren gar keine mehr aufgetreten.
Sie hatte zehn Jahre lang unter einem bestimmten Schmerz in der linken Seite des Abdomens, direkt unter den Rippen, gelitten. Der Schmerz trat dauernd auf und bestand, seitdem sie zehn Jahre zuvor eine Enteritis durchgemacht hatte. Die Patientin hatte sehr unter Hysterie gelitten und war dünn, blaß, erschöpft und sehr bedrückt.
Da die Perkussion der schmerzhaften Milzregion einen dumpfen Klang ergab, begann ich mit *Urtica urens Ø*, 10 Tropfen in Wasser zweimal täglich.
19. Februar: Nach Einnahme der Tropfen wurden die Schmerzen in der Seite sehr viel schlimmer, aber innerhalb von vier Tagen waren sämtliche Schmerzen und die Schwellung verschwunden....."Etwas scheint in der linken Seite hinabgegangen zu sein".
Rezept: *Wiederholung.*
10. März: Der Schmerz in der linken Seite kommt und geht nun, und er wird durch heiße Umschläge gebessert.
Rezept: *Thuja C 30.*
23. April 1891: Mehr Schmerzen.
Rezept: *Bursa pastoris Ø*, 7 Tropfen in Wasser abends und morgens. Dies hat die Menstruation wieder hergestellt, und die Patientin fühlte sich viel stärker.
28. Mai: Die Periode tritt wieder auf, ist aber sehr schmerzhaft.
Rezept: *Pulsatilla Ø*, 6 Tropfen in Wasser vor dem Schlafengehen.
21. Juli: Sie ist gerade vom Kontinent zurückgekommen und hatte während ihrer Abwesenheit zwei Perioden. Ihre Milz ist noch sehr groß; sie friert leicht; ihre Brüste sind nun "viel natürlicher" und das gesamte Abdomen

ebenso.
Rezept: *Bellis perennis Ø*, 10 Tropfen in Wasser morgens nach dem Aufstehen.
26. August: Keine Periode
Der Fall ist sonst nicht weiter von Interesse, abgesehen von der Tatsache, daß diese Dame seitdem zwei gesunde Kinder bekommen hat. Als ihre Schwester wegen eigener Beschwerden kurz darauf zu mir kam, übersandte ich ihr eine vorwurfsvolle Botschaft, in der ich mich beschwerte, daß sie mir ihre Kinder nicht gezeigt hatte und daß ich darüber glücklich gewesen wäre, zu wissen, wie sich ihre Gebärmutter verhalten hatte, aber am folgenden Tag erhielt ich umgehend Antwort: "Sag dem Doktor, daß meine Kinder meine gesamte Zeit in Anspruch nehmen. Ich habe überhaupt keine Zeit, ihn zu besuchen!"

FALL VON STERILITÄT, GEHEILT DURCH *AURUM*

Eine 28jährige, verheiratete Dame kam am 19. Januar 1893, um sich wegen ihrer Sterilität behandeln zu lassen. Zwei Jahre zuvor hatte sie eine Totgeburt gehabt, und seitdem war keine Schwangerschaft mehr eingetreten. Der Ehemann der Patientin ist ein sehr geachteter, allopathischer Chirurg, der "ganz und gar nicht an die Homöopathie glaubt, wissen Sie", aber immerhin "zugeben muß, daß sie für Frauen und Kinder scheinbar sehr gut ist".
Die Patientin leidet sehr unter Leukorrhoe, und zwar schon seit ihrem 13. Lebensjahr. Ihr Ehemann hat niemals Syphilis gehabt. Der ganze Uterus ist geschwollen, und die gesamte Vor-uterine-Region bei Berührung sehr empfindlich. Einst mußte die Patientin wegen ihrer Gebärmutter drei Jahre lang auf dem Rücken liegen.
Rezept: *Aurum mur. D 3*, 3 Unzen, 5 Tropfen in Wasser abends und morgens.
12. März: *Schwanger!* Und sie fühlt sich sehr gut und ist voller Freude, weil sie die Hoffnung auf eine Familie schon fast aufgegeben hatte. Viel Übelkeit.
Rezept: *Thuja occid. C 30.*
27. April: Es geht ihr recht gut, aber das morgendliche Erbrechen ist wirklich sehr schlimm, fast schon eine eigenständige Krankheit.
Rezept: *Medorrhinum C 1000*, was sofort und endgültig die Morgenübelkeit heilte.
Medorrhinum C 1000 ist gegen dieses Leiden bei Bedarf in der Tat ein großartiger Verbündeter. Oftmals haben mich Damen schriftlich um "dieses Pulver, das die Morgenübelkeit heilt", gebeten, womit dieses Mittel gemeint ist. Die Arzneimittelgabe sollte nicht leichtfertig wiederholt werden. In diesem Fall erfolgte auf die erste Gabe eine Verschlimmerung, nach der dritten trat die endgültige Heilung ein.

SCHWANGERSCHAFTSBESCHWERDEN

Diese sind sehr vielfältig, je nach der Konstitution der werdenden Mutter *und* abhängig von der Konstitution des Vaters. Das Letztere mag verrückt erscheinen, aber ist eine klinisch beweisbare Tatsache. In den Fällen, in denen viele Beschwerden auftreten, muß man ebenso durch sofortige Palpation und Perkussion herausfinden, ob der Darm, die Nieren, die Leber oder die Milz mechanisch oder funktionell daran schuld sind.
Es sollte kein Fall von starkem Schwangerschaftserbrechen als hoffnungslos aufgegeben werden, bevor nicht *Medorrhinum C 100* und *C 200* in sehr seltenen Gaben versucht worden ist. Nach meinen Erfahrungen hat kein *einziges* anderes Heilmittel solch eine hohe Trefferquote bei der Heilung solcher Fälle.
Warum? Die Vorgeschichte der Affektionen der ehelichen Harnröhrenauskleidung wird oftmals die Antwort darauf geben: Man wird feststellen, daß die Harnröhrenmündung zu rot und geschwollen ist, und zieht man sie auseinander, so zeugt ein klebriger Schleim an den Rändern vom früheren Vorhandensein von Neisser'schen Gonokokken. Natürlich gibt es viele andere Gründe für das Schwangerschaftserbrechen und -würgen, und dann werden andere Mittel benötigt.

BELLIS PERENNIS BEI SCHWANGERSCHAFTSBESCHWERDEN

Es kommt vor, daß einige Damen während ihrer *Schwangerschaft* feststellen, daß ihnen das Umhergehen sehr beschwerlich ist, das Laufen wird ihnen lästig und fast unmöglich. Solche Fälle bringt das Gänseblümchen schnell in Ordnung. Ich meine natürlich nur dann, wenn die Ursache der Beschwerden in mechanischen Umständen liegt und diese arzneilicher Behandlung zugänglich sind. Ich behandelte einen schweren Fall von Beschwerden während des Austragens des Kindes mit vielen Mitteln, einschließlich *Bellis*, und war schwer enttäuscht. Der Ausgang jedoch zeigte den Grund meines Mißerfolgs: alle Beschwerden wurden nämlich durch die *langen Beine* des Foetus verursacht, die bei der Geburt sehr gekrümmt waren, und die Schwierigkeit bei der Geburt machten die Schultern, und das nachdem der Kopf bereits geboren war.

Ich sandte einer Dame etwas *Bellis C 1*, weil sie bei fortgeschrittener Schwangerschaft jede Bewegung sehr ermüdend fand; ein kleiner Spaziergang war schon zu viel für sie. Etwa vierzehn Tage später erhielt ich folgenden Bericht: "*Bellis* hat mir so gut getan; ich kann jetzt recht gut laufen, ohne dabei müde oder steif zu werden".

In diesem Fall wirkte es prompt und zufriedenstellend, ohne unangenehme Neben- bzw. Nachwirkungen, d.h. wirklich passend. Warum habe ich in einem solchen Fall *Bellis* gegeben? Hauptsächlich, weil die Unannehmlichkeiten, über die geklagt wurden, auf mechanischen Druck zurückzuführen waren; das Gewebe wurde zusammengedrückt und war also dadurch in einem Zustand, der genau dem einer Quetschung entsprach - deshalb gab ich meine alte Freundin, das Gänseblümchen - das Quetschkraut: es wirkt auf die Muskelfasern der Blutgefäße und auf das Gewebe und bereinigt somit diese Art mechanischer Blockaden.

Arnica montana D 1 und *C 1* habe ich oft in ähnlichen Fällen angewandt, und zwar mit fast identischen Resultaten.

VERGRÖSSERUNG UND LAGE-VERÄNDERUNG DES UTERUS; PERI-UTERINE HAEMATOZELE

Eine verheiratete Dame, 25 Jahre alt, kam am 4. März 1892 zu mir. Sie war seit zwei Jahren verheiratet und kinderlos. Sie übergab mir folgende Notiz: "Es wurde in Erwägung gezogen, daß es sich bei meinem Fall um eine Eileiterschwangerschaft handeln könnte, aber nun wird er ein "Bluterguß im linken Eileiter" genannt. Die Ärzte haben mir mitgeteilt, daß er ohne eine Operation nicht geheilt werden könne, aber ich habe von Mrs. R. gehört, daß Sie ihren Fall erfolgreich behandelten und möchte deshalb gern zu Ihnen kommen."

(Bei dem Fall von Mrs. R. hatte es sich um einen Tumor des linken Eierstocks gehandelt. Er wird in meinen Buch *Die Heilbarkeit von Tumoren durch Arzneimittel* beschrieben; und Mrs. R. erfreut sich, nebenbei bemerkt, bis heute weiterhin guter Gesundheit, und es ist kein Tumor mehr aufgetreten.)

Ich fand eine geschwollene Masse in der linken Eierstocksgegend in der Größe einer Männerfaust; der Uterus war vergrößert und nach links verschoben, die Cervix fast verödet und ihre Rückwand gegen das Rektum hin ausgestülpt, dick und hart.

Die Periode der Patientin wurde als normal bezeichnet, obwohl manchmal ein bräunlicher Ausfluß aus der Vagina auftrat.

Es gab in diesem Fall einen sehr klar erkennbaren konstitutionellen Hintergrund zu dem vorliegenden Krankheitsbild; es handelte sich dabei nicht nur um eine vergrößerte und durch ihr Übergewicht verlagerte Gebärmutter, sondern man mußte auch die *konstitutionsbedingte Ursache* für den Bluterguß miteinrechnen.

Nun, der Vater der Patientin war im Alter von 48 Jahren an einer Fistel gestorben, was eindeutig als tuberkulöse Veranlagung zu betrachten ist. Einige ihrer Brüder und Schwestern waren schon in der Kindheit gestorben. Viele Bläschen auf der hinteren Hälfte der Zunge. Die Patientin erhielt einen Monat lang *Bacillinum C 200.*

1. April: Der Klumpen ist viel kleiner; sie fühlt sich krank und reizbar.

Immer noch viele Bläschen.
Rezept: *Fragaria vesca Ø*, 5 Tropfen in Wasser abends und morgens.
27. April: Der bräunliche Ausfluß hat aufgehört.
Rezept: *Sabina C 30*
27. Mai: Periode normal; wäßriger Ausfluß, der Klumpen ist noch da, jedoch kleiner.
Rezept: *Arnica montana D 1*, 5 Tropfen in Wasser, abends und morgens.
24. Juni: Weniger wäßriger Ausfluß, viele Bläschen. Rezept: *Bacillinum C 200.*
22. Juli: Tumor verschwunden, aber Gebärmutter noch sehr schwer.
Rezept: *Fraxinus americanus Ø.*
27. August: Als geheilt aus der Behandlung entlassen.
Ich weiß nicht, wie sich die Geschichte dieser Dame weiter entwickelt hat, doch habe ich gerade schriftlich bei Mrs. R. nachgefragt, und werde ihre Antwort noch beifügen, falls ich sie rechtzeitig erhalte.
Mrs. R. schreibt, daß sie Mrs. C. aus den Augen verloren habe und mir deshalb keine Auskunft über sie erteilen könne. Das macht aber wirklich nicht viel aus, da sie durch unsere Heilmittel schon völlig geheilt war, und das ist der entscheidende Punkt, dem nichts hinzugefügt zu werden braucht. Trotzdem gewährt es mir eine gewisse Genugtuung, wenn ich mich für die Dauer der Heilung irgendeines Leidens verbürgen kann. Dies ist ganz besonders bei medikamentös geheilten Tumoren der Fall, was viele gar nicht glauben können oder wollen bzw. vorgeben, es nicht glauben zu können. Mrs. R. selbst war von den größten Spezialisten zu einer Operation verdammt worden, und ihre Heilung durch Arzneimittel war für unmöglich erklärt und vorausgesagt worden. Und doch wurde sie geheilt!
In Fällen von beträchtlichem Blutaustritt, wie bei diesem Fall einer periuterinen Hämatozele, muß der Zustand erst vom konstitutionellen Gesichtspunkt aus angegegangen werden. Dieselbe Überlegung trifft auch auf konstitutionelle Hämorrhoiden zu: Es ist nicht angebracht, die Varikose zu behandeln, bevor der konstitutionelle Hintergrund nicht geheilt worden ist.

VERGRÖSSERTER UTERUS, KONSTITUTIONSBEDINGT, SPERMATOPHOBIE

Am 6. Februar 1889 kam eine verheiratete Dame, Mutter von vier Kindern, in meine Behandlung wegen Schmerzen in den Brüsten während der Menstruation, Verstopfung, Vergrößerung des Uterus, Herzklopfens und großer Schwäche. Ihre Angst vor dem Gebären konnte nur als fürchterlich bezeichnet werden: Eine alles beherrschende, die Lebenskraft lähmende Furcht. Sie war sehr dünn, und man könnte sagen, daß sie überhaupt keine Brüste hatte, was auf die Praktiken zurückzuführen war, die aus ihrer schmerzhaft eindringlichen Spermatophobie resultierten.

Näher betrachtet, war diese seelische Verfassung wahrscheinlich auf eine akute Erkrankung zurückzuführen, und veranlaßt durch den Instinkt des Selbstschutzes. Zwei ihrer Brüder waren an der Schwindsucht gestorben, und sie selbst hatte im vergangenen Jahr eine Lungenentzündung gehabt. Die lebenslang bestehende Verstopfung war praktisch eine selbständige Erkrankung.

Rezept: *Bacillinum C 100.*

8. März: "Es geht mir viel besser. Ich fühle mich stark, kann laufen, mein Appetit ist besser; nur sehr leichte Schmerzen in den Brüsten, aber...*wird mir das überhaupt jemand glauben können?*"

Ich gestehe, daß ich sehr ungern Behauptungen zu Papier bringe, die soviel Glauben erfordern. Die lebenslang bestehende Verstopfung - wegen der sie mit Abführmitteln fast zu Tode medikamentiert worden war - gehört nun der Vergangenheit an, wobei die Darmtätigkeit sich wieder völlig normalisiert hat. Sie war dreimal geimpft worden, also: *Thuja C 30.*

8. April: Darm völlig normal. "Die ersten Pulver haben meine Verstopfung schon völlig geheilt". Sie ist der Meinung, daß die ersten Pulver ein bemerkenswert gutes Abführmittel waren, und sie sagt, daß die letzten Pulver nicht so gut auf den Darm wirken wie die ersten.

Rezept: *Bacillinum C 100.*

8.Mai: Darm wieder verstopft; Brüste scheinen etwas größer geworden zu sein.

Rezept: *Sabina C 30.*
26. Juni: Darmtätigkeit normal. "Ich bin viel stärker".
Nachdem nun die konstitutionsbedingte Ursache beseitigt worden war, folgten *Helonin D 3*, *Bellis perennis Ø* und *Hydrastis canadensis Ø* als Organ-Mittel, und *Bacillinum C 100* wurde auch noch einmal wiederholt. Sechsundzwanzig Monate nach Beginn der Behandlung war die Patientin wohlauf, drall, und wurde als geheilt entlassen. Zuletzt bat sie noch darum, etwas von den *Bacillinum C 100*-Pulvern mitnehmen zu dürfen, um sie bei Bedarf zur Hand zu haben.
Es ist oft höchst interessant zu beobachten, wie ein bestimmter Patient sich während der Behandlung ein besonderes Arzneimittel mit nahezu unfehlbarer Treffsicherheit auswählt. Dies beeindruckt mich immer wieder neu, da es keine Möglichkeit des Zweifelns an diesem Beweis gibt. Denn wo bleibt dabei die "persönliche Ausstrahlung", die "persönliche Entsprechung"? Wo bleibt der blinde Glaube und wo "der Einfluß des Verstandes auf die Materie"?
Diese Patientin bekam zu verschiedenen Zeiten Pulver, darunter gelegentlich auch seltene Gaben von *Bacillinum C 100* (tatsächlich zwei oder dreimal monatlich), wobei es zu anderen Anlässen *Thuja C 30* oder *Sabina C 30* (auch dreimal monatlich) waren, und DOCH erkannte sie den Unterschied in der Wirkungsweise dieser Mittel, obwohl sie gleich aussahen.
Eine sehr große Anzahl homöopathischer Behandler aller Länder streiten meinem lieben *Bacillinum* das Recht der Bürgerschaft ab. Sie erkennen seine gute Wirksamkeit nicht. Viele erklären, daß die Hochpotenzen nichts enthalten und deshalb therapeutisch wertlos seien. Und dieses selbstgefällige, zufriedene Lächeln auf ihren Gesichtern, wenn sie sich über die Wiederholung dieser unverfrorenen alten Lüge freuen!
Man knöpfe sich diese wunderbaren Personen einmal vor, sehe ihnen fest in ihre schwächlichen, grinsenden Gesichter und frage sie nach den *Beweisen* für ihre überraschende Feststellung, daß Hochpotenzen therapeutisch unwirksam seien, und...und...was? Ja, es ist wirklich wahr, SIE HABEN SIE NIEMALS AUSPROBIERT!

HELONIAS BEI UTERUSVERGRÖSSERUNGEN, DIE MIT BLASENBESCHWERDEN EINHERGEHEN

In allen Fällen von rein organischen Erkrankungen liegt unser größtes Problem darin, zu wissen, welches organotrope Mittel wirklich indiziert ist. Wie läßt sich das feststellen? Zweifellos durch Prüfungen, doch bei den meisten unserer Mittel sagen uns die Arzneimittelprüfungen nicht genug. Rademacher, indem er Paracelsus folgte, hat immer behauptet, daß es ohne Untersuchung der Organe nicht möglich sei, dies zu wissen, teilweise da der *spiritus epidemicus morborum* bei Krankheiten sehr oft eine Rolle spielt. Viele Fälle von Blasenbeschwerden, mit denen wir es zu tun haben, werden durch eine vergrößerte und zu schwere Gebärmutter verursacht, falls diese verlagert ist und deshalb Irritationen am Blasenhals mit häufigem Harndrang hervorruft.

Ich erlebe es oft bei Dysurie, die durch eine Harnröhrenentzündung verursacht wird, daß *Triticum repens* Ø[5], 10 Tropfen in etwas Wasser, in häufigen Gaben sofort wirksam ist und innerhalb weniger Stunden völlige Erleichterung verschafft. Falls das Leiden primär von der Urethra ausgeht, kommt es so zur dauerhaften Heilung; falls es aber durch das Zerren einer zu schweren Gebärmutter verursacht wird, kehrt das Leiden immer wieder - es gibt nur eine gewisse Erleichterung, keine Heilung. Dies bewahrheitet sich bei der Anwendung von Organ-Mitteln gegen Organerkrankungen immer: falls das Leiden nicht primär von dem Organ ausgeht, auf das die Wirkung des Organ-Mittels gerichtet ist, erreichen wir nur vorübergehende Erleichterung. Dies habe ich früher schon oft deutlich gemacht, und in diesem Fall brauchen wir uns auch nicht noch weiter von der höheren Homöopathie zu entfernen.

Helonin paßt gut bei Fällen, in denen die Blasenbeschwerden von einer zu schweren Gebärmutter verursacht werden. So kam am 22. August 1892 eine unverheiratete, 32jährige Dame in meine Behandlung, da sie durch häufiges schmerzhaftes Wasserlassen Rückenschmerzen hatte, die Gebärmutter war

5 *Agrimonia* scheint dem *Triticum repens* sehr ähnlich zu wirken

schwer, die Urethra geschwollen und ihr Urin enthielt Schleim.
Helonin D 3 in Gaben zu jeweils 6 Grains heilte alle ihre Symptome sehr schnell, obwohl sie seit etlichen Jahren bestanden hatten.

BEMERKUNG ZU *TRITICUM REPENS*

Dies ist unsere Gemeine Quecke, die für den Bauern solch eine Plage darstellt. Doch wenn dieser Bauer unter Blasenreizungen leidet, wird er über sein Queckefeld laufen und sehr weit reisen, um einen Arzt zu konsultieren, der ihm oft noch nicht einmal helfen kann, da die Schullehre den einfachen Kräutern unter unseren Füßen allzu häufig nur Verachtung entgegenbringt. Mein Professor für Pharmakologie, ein sehr gelehrter Mann, hat mich niemals über die Vorzüge der Quecke unterrichtet. Ich habe es in meinem Krankenhausdienst folgendermaßen gelernt: Ein Mann in mittleren Jahren kam in meine Sprechstunde, um von seiner Dysurie befreit zu werden, die so heftig war, daß er dadurch sehr in seiner Berufsausübung beeinträchtigt wurde. Ich gab ihm ein Rezept, woraufhin er mich nicht mehr aufsuchte. Etwas später konsultierte mich seine Frau wegen ihrer Beschwerden, und ich fragte sie nach der Dysurie ihres Mannes. "Oh", erwiderte sie, "es geht ihm recht gut, vielen Dank". Ich blätterte in den Aufzeichnungen dieses Falles, um herauszufinden, was die Heilung herbeigeführt hatte, als die gute Frau leicht gereizt ausrief: "Oh, Ihre kleinen Pillen haben ihm nicht im Geringsten geholfen: Mr. Fraser hat ihn geheilt". Nun, Mr. Fraser war ein lokaler Kräuterheiler, der einen kleinen Laden in einer Seitenstraße hatte. Es ist wohl überflüssig zu erwähnen, daß ich ihn und seine Erzeugnisse sehr verachtete und der Meinung war, daß das Gesetz ihn als Quacksalber verfolgen sollte, da seine bloße Existenz ein Skandal wäre. Gut, dachte ich mir, ich möchte nicht von irgendjemand auf meinem eigenen Gebiet geschlagen werden, deshalb erkundigte ich mich bei Mr. Fraser nach der Medizin, die die Dysurie geheilt hatte. Er teilte mir mit, daß es sich um ein Dekokt von Quecke gehandelt hatte. Seitdem habe ich oft die Weisheit unserer Gesetzgeber und der breiten Öffentlichkeit bewundert, die es ablehnen, solche bescheidenen und nützlichen Mitbürger, wie es gemeinhin unsere Kräuterheiler sind, zu behindern. Dr. Robert T. Cooper teilte mir mit, daß der Aufguß der Quecke von den britischen Kräuterkundigen höchstgeachtet und häufig als Blasenmittel angewandt wird. Ich habe es während der letzten zwanzig Jahre verordnet und bestätige, daß es ein vorzügliches Heilmittel gegen Dysurie ist.

Ich möchte nur einen Fall dazu erzählen: Eine Dame, Witwe eines angesehenen Londoner Arztes, litt an völliger *procidentia uteri* und sehr schlimmen Hämorrhoidenblutungen. Sie schrieb mir eines Tages vom Lande, daß ihr schmerzhaftes Wasserlassen sie fast verrückt mache, das Brennen und der Druck seien wirklich schrecklich. Auf *Triticum repens Ø*, in Gaben zu zehn Tropfen, häufig wiederholt, folgte ein sehr dankbarer Brief mit der Anfrage, ob sie vielleicht einen Vorrat davon erhalten könnte, falls sie es später noch einmal benötigen sollte. Sie hält nun ein Fläschchen der Tinktur für den Bedarfsfall in ihrem Schlafzimmer bereit. "Oh, welch wunderbare Medizin", sagte sie eines Tages zu mir.

Viele gelehrte Ärzte halten nichts von Medikamenten. Gerade so: Ein Mann kann ein ausgezeichneter Mathematiker sein, ohne etwas von lateinischen, unregelmäßigen Verben zu verstehen, genauso kann ein Arzt sehr gelehrt sein und trotzdem nichts von Medikamenten verstehen. Ob es allerdings *wirklich* angebracht ist, solch einen Menschen als "Arzt" zu betiteln, mag bezweifelt werden. Alles Wissen ist gut: Doch *das* Wissen, das einen wahren Arzt ausmacht, ist das Wissen, wie man heilt.

DER HÄMORRHOIDALE UTERUS; STERILITÄT

Am 8. Oktober 1889 konsultierte mich eine verheiratete, 28jährige Dame wegen dem, was ich manchmal in Gedanken den "hämorrhoidalen Uterus" nenne, das heißt die Periode ist gestört, die hämorrhoidalen Venen scheinen stellvertretend für das Endometrium zu bluten, und die Menstruation selbst ist spärlich. Diese Dame hatte nur ein kleines, 5-jähriges Mädchen, aber sie wünschte sich sehnlichst eine größere Familie, und ihr Ehemann verlangte sehr nach einem Erben für seine großen Besitztümer.

Ich begann die Behandlung mit *Nux C 30* und *Sulfur C 30* im Wechsel morgens und abends. Die Patientin war bereits in Schwalbach gewesen, doch ohne Erfolg.

14. November: Viel besser. Periode spärlich.

Rezept: *Bellis perennis Ø*, 10 Tropfen auf einen Eßlöffel Wasser abends und morgens.

16. Jan.1890: Viel besser. Da leichter Ausfluß aus der Gebärmutter bestand, und die Patientin zweimal geimpft worden war, wobei beim 2. Mal neun Jahre zuvor die Impfung nicht angegangen war, verordnete ich nun *Thuja C 30*.

13. Februar: "Zum ersten Mal in meinem Leben kommt die Periode auf den Tag genau nach vier Wochen, und obwohl die Hämorrhoiden immer noch vorhanden sind, machen sie keine Beschwerden mehr". Da die Patientin im Alter von fünf Jahren Typhus gehabt hatte, verordnete ich ihr *Pyrogenium C 5*, 3 Tropfen abends und morgens.

20. April: Ist *schwanger*.

Nach normaler Schwangerschaftsdauer bekam sie ein kleines Mädchen und alles verlief gut.

13. Oktober 1891: Die Patientin stillte ihr kleines Mädchen nicht, und der Uterus ist nun mangelhaft zurückgebildet. Die Hämorrhoiden melden sich wieder, und ihr Ehemann möchte unbedingt einen Sohn und Erben. *Nux C 30* und *Sulfur C 30* wurden, wie vorher schon, gegeben.

9. Januar 1892: Ist schwach.

Rezept: *Levico* (stark), 10 Tropfen in Wasser vor dem Schlafengehen.

11. Februar: Periode vier Tage verspätet.
Rezept: *Thuja C 30*.
14. März: Periode einen Tag zu spät.
5. Mai: *Bellis perennis Ø*.
26. Sept.: Hämorrhoiden ziemlich verschlimmert. *Nux C 30* und *Sulfur C 30*.
10. Jan. 1893: Patientin ist deprimiert und zweifelt daran, daß sich ihr Herzenswunsch jemals erfüllen wird, besonders, weil die Periode sehr selten geworden ist. Ich hielt es deshalb für angebracht, die Teile zu größerer Lebendigkeit aufzurütteln und verschrieb *Aurum muriaticum D 3*, 5 Tropfen in Wasser abends und morgens.
4. Februar: Periode viel zufriedenstellender. Es geht ihr insgesamt besser. Rezept: *Fraxinus americanus* in der Urtinktur, 10 Tropfen in einer Drachme Wasser abends und morgens.
16. März: ist *schwanger*.
Nach normaler Schwangerschaftsdauer bekam sie einen feinen Jungen und alles verlief gut.
7. Juli 1896: "Oh, er ist ist ein prächtiger Junge: Er ist schon beinahe drei Jahre alt und so gesund".

DURCH ABORT VERGRÖSSERTER UTERUS

Lady X, gesund während ihres 40jährigen Lebens und noch nicht sehr lange verheiratet, hatte Ende 1891 eine Fehlgeburt. Es zeigte sich, daß der Uterus sehr schwer und herabgesunken war und sich weich und warm anfühlte und manchmal blutete.
Ich begann mit *Bellis perennis Ø*, 10 Tropfen in Wasser dreimal täglich. Dies wurde etwa drei Wochen lang mit gutem Erfolg fortgeführt, danach folgten *Helonin D 3* und dann *Arnica montana D 3*.
Im vierten Behandlungsmonat wurde *Thuja C 30* verabreicht, im fünften Monat *Arnica montana D 1*, und während des letzten Monats *Fraxinus americanus Ø*. Dann wurde Lady X. aus der Behandlung entlassen, in ausgezeichnetem Gesundheitszustand und völlig normal im Uterusbereich.
Lady X. hatte vorher von ihrem Hausarzt vaginale Einläufe bekommen, auf die einige ihrer Beschwerden zurückzuführen waren.
Introvaginale Einläufe sind meines Erachtens im allgemeinen sehr schädlich: Die Vagina ist das natürliche Abflußrohr des weiblichen Körpers: Sie ist von innen nach außen und von oben nach unten selbstreinigend, so daß die Behandlung in entgegengesetzter Richtung von außen her unsinnig ist, trotz aller Empfehlungen fast sämtlicher Ärzte der Welt.

NEURALGIE DER BLASE; STERILITÄT MIT BETRÄCHTLICHER VERGRÖSSERUNG DES UTERUS UND DER MILZ

Lady K. schickt mir Frau Y., die gerade aus Afrika heimgekehrt ist. Sie ist 35 Jahre alt, seit 18 Jahren verheiratet und seit 15 Jahren kinderlos. Zu dem Zeitpunkt hatte sie eine Totgeburt gehabt. Letztes Jahr hatte sie eine schlimme Fehlgeburt, und seitdem ging es ihr nie mehr richtig gut, obwohl sich während der ganzen Zeit ein sehr bekannter Gynäkologe um sie kümmerte. Die Diagnose, die dieser Gentleman stellte, lautet: "Neuralgie der Blase".

Die Patientin muß ständig Wasser lassen: die Schmerzen dabei sind brennend; sehr, sehr kleine Bläschen; anämisch; dunkle Ringe unter den Augen; vor der Periode sehr depressiv. Die Brüste verursachen viele Beschwerden, da sie der Sitz stechender Schmerzen sind.

Die Patientin hatte einen Sonnenstich gehabt[6] , und es ging ihr meist abends schlechter.

Rezept: *Bacillinum C 200*. Das war im August 1892.

6. September: Bläschen weniger auffällig. Blasenbeschwerden sind viel besser, weniger Rückenschmerzen, vor der Periode überhaupt nicht mehr depressiv.

Rezept: *Thuja C 30*.

23. September: Periode viel besser. Das linke Rippengebiet ist reichlich angeschwollen und recht schmerzhaft.

Rezept: *Urtica urens Ø*, 7 Tropfen in Wasser abends und morgens.

1. November: *Saw palmetto Ø*, 7 Tropfen in Wasser abends und morgens.

Weihnachten 1892: Frau Y. ist *schwanger*.

10. August 1893: Eine andere Dame kam heute zu mir und erzählte: "Mrs. Y. erwartet jetzt täglich die Geburt" (in ihrem letzten Brief).

Bei diesem Fall hatte es sich vielleicht nicht um eine echte "Sterilität" gehandelt, aber jedenfalls um eine durch konstitutionelle Erkrankung be-

6 Menschen mit konstitutioneller tuberkulinischer Belastung sind sehr anfällig für Sonnenstich, typhoides Fieber und in ihrem späteren Leben für Gehirnerweichung.

dingte "Kinderlosigkeit". Frau Y. lebt in einer abgelegenen Gegend Afrikas, so daß ich nicht weiß, wie es ihr weiterhin erging.

VERGRÖSSERUNG UND LAGEVERÄNDERUNG DES UTERUS; SEIT FÜNF JAHREN BESTEHENDE NEURALGIE; STERILITÄT

Die Gräfin X. kam am 22. Januar 1887 in meine Behandlung, da sie während der letzten fünf Jahre unter Neuralgie der Stirn und des Scheitels gelitten hatte. Außerdem hatte sie ebenfalls seit fünf Jahren starken Ausfluß, ihr Eheleben bestand ebenfalls seit fünf Jahren. Sie war noch nie schwanger geworden, obwohl sie deshalb bereits in Schwalbach gewesen war. Der Gebärmutterhals war enorm verdickt, der Muttermund zum Rektum geneigt. Periode alle drei Wochen, dauert eine Woche, und ist sehr schmerzhaft.

Rezept: *Sabina C 30.*

9. Februar: Periode hat eine Woche gedauert, doch war sie nur zwei Tage lang schmerzhaft. Sie fühlt sich besser.

Rezept: *Wiederholung.*

23. März: Periode sehr schmerzhaft.

Rezept: *Flor. aurant. amar. Ø*, 5 Tropfen in Wasser abends und morgens.

21. April: Neuralgie verschwunden. Der Menstruationsschmerz sitzt scheinbar im Uterus selber.

Rezept: *Thuja C 30.*

3. Mai: Uterus viel besser. Leukorrhoe zweifellos besser.

Rezept: *Helonias dioica Ø.*

2. Juni: Der Gebärmutterhals ist sehr hart. Neuralgie wieder schlimm. Die Patientin zweifelt daran, daß sie jemals ein Kind haben wird. Sie bemerkte: "Wir wünschen uns nur einen Jungen, der unseren Adelstitel erbt. Wir möchten keine anderen Kinder: Wir sind zu arm, um noch mehr Kinder ernähren zu können. Nein, wir wollen kein Mädchen, wir sind zu arm!"

Rezept: *Aurum muriaticum natronatum D 3.*

26. Juli: Keine Neuralgie, keine Schmerzen während der Periode; der Gebärmutterhals ist kürzer und weicher.

Rezept: *Wiederholung.*

18. August: Leichte Halsentzündung. Menses dauern nur zwei Tage; nicht schmerzhaft; Ausfluß verschwunden; die verlängerte, hypertrophierte Zervix ist einen halben Inch kürzer, und der Uterus befindet sich fast in seiner normalen Lage.
Rezept: *Wiederholung*.
1. November: Kein Ausfluß, doch Uterus immer noch schwer und hart.
Rezept: *Bellis perennis Ø*, fünf Tropfen in Wasser abends und morgens.
11. Februar 1888: Der Muttermund zeigt genau auf das Rektum.
Rezept: *Platinum metallicum C 3, trit*. Dies erhielt ihre Ladyschaft solange, bis sie insgesamt sechzig 6-Grain-Pulver eingenommen hatte und *schwanger* wurde. Nach richtiger Zeit gebar sie einen schönen Jungen, der der mutmaßliche Erbe des Adelstitels sein wird und ein großartiger kleiner Mann ist, wie man mir berichtet.

UTERUSVERGRÖSSERUNG; SCHLIMME LEUKORRHOE; STERILITÄT

Lady X., 24 Jahre, ist bereits seit einigen Jahren verheiratet, aber kinderlos. Die Manipulationen und Eingriffe der Gynäkologen sowie Spülungen als auch Schwalbach haben die Sache nicht besser gemacht. Ihr Ehemann ist der nächste Erbe eines Adelstitels und: "Mein Mann wird langsam mit mir ungeduldig, weil wir immer noch keinen Erben haben und sein Onkel, den er haßt, als Nächster Anspruch darauf hat".

Die Patientin, die so gut und willig war, die Erwartung ihres Gebieters zu erfüllen, erlitt deshalb einen Nervenzusammenbruch und hatte schlimme, hysterische Anfälle, die recht bedenklich waren.

Uterus vergrößert und nach vorn geneigt, viel Ausfluß vom Endometrium. *Bellis perennis Ø, Ignatia amara D 1, Oleum succini non rect.* und *Fraxinus americanus Ø,* wurden alle nacheinander entsprechend schon erläuterter Regeln verabreicht, woraufhin sich am 8. September 1892 eine deutliche Besserung in der Uterusregion zeigte, doch magerte ihre Ladyschaft ab und hatte abends immer eine umschriebene Rötung auf beiden Wangen.

Rezept: *Bacillinum C 200.*

18. Oktober: Schreckliche Schwellungen im ganzen Unterleibsbereich, außerdem sehr schmerzhaftes Gähnen.

Rezept: *Aurum muriaticum C 3.*

26. November: Morgendliches Erbrechen, Periode seit 3 Wochen überfällig.

Rezept: *Viburnum Ø.*

Nach normaler Dauer wurde ein gesunder Junge geboren. Seitdem folgten noch zwei weitere Kinder, wie mir ihre Ladyschaft selbst berichtete, als ich sie am "Rotten Row" traf.

Nun habe ich im Moment keine Zeit mehr hierfür übrig und habe deshalb die Wahl, dies, so wie es ist, in den Druck zu geben, oder aber es beiseite zu legen, bis ich mich ausführlicher und angemessener mit einem so weiten Thema wie den Lageveränderungen und Vergrößerungen des Uterus aus Sicht des Arztes beschäftigen kann. Ich entscheide mich für die erstgenannte Möglichkeit und überlasse den Rest der Zukunft; schließlich bin ich mir gar nicht so sicher, ob mein Bastard dadurch besser würde, wenn er noch umfangreicher wäre.

ÜBER DIE UNMÖGLICHKEIT, KONSTITUTIONELLE ERKRANKUNGEN DES UTERUS UND DER EIERSTÖCKE DURCH JEGLICHE - WIE AUCH IMMER GEARTETE - OPERATIONEN ZU HEILEN

Ich bin der festen Überzeugung, daß es schlicht unmöglich ist, irgendeine konstitutionsbedingte Erkrankung durch Operationen zu heilen. Ich habe diese These bezüglich der Fistel in meiner kleinen Schrift *On Fistula* vertreten, und meine sämtlichen späteren Erfahrungen bestätigen meine darin bekundeten Ansichten. Die mannigfaltigen Operationen, die an Frauen vorgenommen werden, sind größtenteils völlig nutzlos, oft schädlich und nicht selten fatal. Wie kann man die Beschaffenheit einer Patientin heilen, indem man ihr einen Teil von ihr herausschneidet? *Omne ignotum pro magnifico*, natürlich, sonst müßte man die Hysterktomie und Oophorektomie als Verstümmelung und Verkrüppelung bezeichnen.

Zu Beginn dieses Jahres begab sich eine verheiratete, 34jährige Dame wegen einer Fistel im Anus in meine Behandlung. Meiner Ansicht nach sind Fisteln, gleichgültig wo sie lokalisiert sind, fast immer tuberkulösen Ursprungs oder tuberkulös mit etwas anderem vermischt. Oftmals ist auch eine Eierstockentzündung tuberkulösen Ursprungs, mit oder ohne zusätzlicher gonorrhoischer Beschaffenheit. Die betreffende Dame hatte eine Ovaritis gehabt (bzw. eine Oophoritis, wie ich aus philologischen Gründen eher sagen würde). Dadurch war es zu Eiteransammlungen im Gewebe gekommen, die sich bis in die Analregion erstreckten und dort operiert wurden. Schließlich glaubte man, daß die Absonderung aus der Fistel deshalb immer noch nicht abheilen konnte, weil sicherlich eine Verbindung zum linken Ovar und wahrscheinlich auch eine zum rechten bestand. So entschloß man sich, bei der Dame eine Ovariotomie durchzuführen, um damit den *fons et origo mali* zu beseitigen. Dies wurde gemacht: Man entfernte beide Eierstöcke, sehr sauber und ordentlich. Und das Ergebnis? Die Dame hatte keine Monatsblutung mehr und wurde enorm fettleibig, geradezu formlos. Und die Fisteln? Sie waren genauso quälend wie zuvor, und zwar aus dem

einfachen Grund, weil Fisteln normalerweise konstitutionsgemäß und -bedingt entstehen, wobei das Herausschneiden der tuberkulösen Eierstöcke nicht den gesamten, tuberkulösen Organismus heilen konnte, ebenso wie das Abschneiden einer von Gicht befallenen Zehe die Gicht selbst nicht heilen wird.
Ein Bruder und eine Schwester dieser Dame waren an der Schwindsucht gestorben, und diese Dame hatte Schwindsucht in den Eierstöcken und der Analregion, die in Form einer Ovaritis und besonders als Fistel auftrat. Gicht im Auge ist genauso Gicht wie Gicht im großen Zeh, und Tuberkulose in den Eierstöcken ist genauso Schwindsucht wie eine Schwindsucht der Lungen, was die gleiche Behandlungsmethode erforderlich macht wie sie in meinem Buch *New Cure of Consumption* beschrieben wird.
Am 17. März 1896 wurde mit dieser Behandlungsmethode bei Mrs. R. begonnen.
2. Juni: Die seit dreieinhalb Jahren bestehende Fistel ist abgeheilt.
Rezept: *Wiederholung*.
15. September 1896: Die Heilung der Fistel ist dauerhaft, wobei ihr ehemaliger Verlauf noch ganze 2 Inches durch die Hautverfärbung zurückverfolgt werden kann.
Nur wenige Arten oder Formen von Krankheit erlauben einen noch besseren klinischen Beweis für ihre Beschaffenheit als die Tuberkulose, weil - wenn die Krankheits-Beschaffenheit nicht radikal geheilt ist - die Behandlung hierbei immer weitergeführt werden muß, oft bis zum fatalen Ausgang. So suchte mich vor einigen Monaten ein Gentleman aus der näheren Umgebung von Birmingham auf. Er war etwa 28 Jahre alt und an Tuberkulose erkrankt. Sie manifestierte sich zum Zeitpunkt seiner Erstkonsultation als Lungenschwindsucht im oberen Drittel der rechten Lunge und als Fistel des rechten Skrotum. Es kam zu häufigem Blutspucken, Nachtschweißen, einem schlimmen Husten, leichter Abmagerung, einer schmutzigen Hautfarbe und großer Schwäche. Der fortschreitende Krankheitsverlauf war sehr aufschlußreich, indem er den Standpunkt, den ich meinen Lesern hier klarzumachen versuche, bestätigt. Es begann mit einer tuberkulösen Synovitis des rechten Kniegelenks (er war enthaltsam und hatte deshalb keine Gonorrhoe gehabt). Um ein Ausbreiten der Erkrankung auf den ganzen

Körper zu verhindern, wurde das rechte Bein genau über dem Knie amputiert. Alles verlief gut, der Patient erholte sich ausgezeichnet, und man glaubte, daß man den primären Krankheitsherd völlig entfernt und sein Leben somit gerettet hätte. Kurz danach brach die Tuberkulose jedoch in seinem linken Hoden aus, worauf viele Konsultationen bekannter Chirurgen darüber erfolgten, was als nächstes zu tun wäre. Schließlich entschloß man sich, den erkrankten Hoden zu entfernen, um den Organismus dadurch zu retten, wobei man dem Patienten versicherte, daß er dann endgültig geheilt wäre. Der linke Hoden wurde also entfernt, der Patient erholte sich völlig, und kehrte nach Hause und zu seiner Arbeit zurück, voller Hoffnung und Dankbarkeit für seine chirurgischen Wohltäter. Nach einiger Zeit brach die Tuberkulose im verbliebenen Hoden aus: das Organ schwoll an, entzündete sich, brach auf, und ein bazillenhaltiger Eiter entleerte sich. Es fanden noch viele Konsultationen statt, und da ein schlimmer Husten auftrat, wurden zu den Besprechungen der Chirurgen auch Ärzte hinzugezogen. Dann kam es zum Blutspucken: Trotzdem wurde beschlossen, den verbliebenen Hoden auch noch zu entfernen. Zu diesem Zeitpunkt kam der Patient in unsere kunstgerechte homöopathische Behandlung. Es geht ihm jetzt gut, doch der Punkt, um den es mir hierbei geht, ist die Tatsache, daß eine konstitutionsbedingte Erkrankung nicht chirurgisch geheilt werden kann, selbst wenn sie nur in einem Körperteil zum Ausdruck kommt.

Dies können wir täglich bei Drüsenschwellungen am Hals kleiner Kinder sehen, wobei es sehr modern ist, sie herauszuschneiden, "um die Gesundheit zu erhalten und häßliche Narben zu vermeiden". Dies trifft aber nicht zu, sondern es schwächt im Gegenteil eher die Gesundheit, und die Narben, die durch Operationen entstehen, sind schlimmer als die durch natürliche Eiterung gebildeten, weil sie deutlicher sichtbar sind. Und warum? Weil es durch das Herausschneiden strumöser Drüsen zu einer Abnahme der Drüsen und des Bindegewebes kommt, so daß die Umgebung der Drüsen einsinkt, während es bei natürlicher Entleerung des in den Drüsen befindlichen Eiters (unter dem Einfluß einer angemessenen, konstitutionsgemäßen Therapie, wohlgemerkt) zu einer Hyperplasie des Gewebehofs kommt, um die Lücke aufzufüllen, wodurch am Ende die Narben weniger sichtbar sind als die durch Herausschneiden hervorgerufenen.

Dieser Punkt ist tatsächlich von großer Bedeutung, und ich möchte es meinen Lesern ans Herz legen, ihn ernsthaft zu bedenken, wobei sich durch einen Blick auf einige vernarbte Hälse die Richtigkeit meiner Behauptung erweisen wird.

REGISTER

DIE WECHSELJAHRE DER FRAUEN
und
DIE DABEI AUFTRETENDEN KRANKHEITEN UND LEIDEN

VORWORT

Niemals habe ich einen medizinischen Vortrag über die Wechseljahre gehört, der mir bei meiner täglichen Arbeit in der Praxis eine Hilfe hätte sein können, und das empfand ich als sehr unbefriedigend, noch habe ich jemals irgendeinen Artikel oder ein Buch über dieses Thema gelesen, das mir entweder geistige Aufklärung oder praktische Hilfe zu diesem Thema gegeben hätte. Soweit ich selbst in der medizinischen Literatur bewandert bin, ist die Menopause, gelinde gesagt, ein recht finsteres Gebiet, in welchem wir in geisterhafter Umnachtung umhertasten.

Ich habe immer versucht, wenigstens ein Streichholz in jeder dunklen Ecke zu entzünden, wo medizinische Rätsel am meisten eher undurchsichtigen Schrecknissen gleichen, und obwohl die Erleuchtung, die ein einzelnes Streichholz hervorbringt, nicht gerade blendet, ist sie doch hilfreicher als bloße Finsternis.

Wenn meine Leser in dieser kleinen Schrift auch nur die Leuchtkraft eines einzigen Streichholzes finden können, werde ich den Aufwand, den das Schreiben mir machte, nicht bedauern.

J. COMPTON BURNETT
86 Wimpole Street, Cavendish Square, Ostern 1898.

Teil I

DIE WECHSELJAHRE DER FRAUEN UND DIE DABEI AUFTRETENDEN KRANKHEITEN UND LEIDEN

Die Wechseljahre der Frauen haben einen schlechten Ruf, und wenn uns eine Patientin, die neugieriger als üblich ist, nach der Ursache von diesem oder jenem fragt, und wir erwidern: "Oh, das sind wohl die Wechseljahre!", wird somit angeblich eine mehr oder weniger zufriedenstellende Begründung gegeben, und man hört die Frau resigniert ausrufen: "Ah, in dieser Zeit muß ich also mit Unannehmlichkeiten rechnen!" Aber warum sollte solch eine arme Frau Ärgernisse während der Wechseljahre erwarten? Daß sie tatsächlich oftmals während dieser Lebensperiode leiden muß, ist nur zu offensichtlich, aber nochmals: Warum?

Sicher ist die Sache erklärlich, und es können Maßnahmen getroffen werden, um besagte Leiden zu verhindern, zu heilen oder zu lindern.

Mädchen sind von frühem Alter an bis hin zum Auftreten der ersten Menses weiterentwickelt als Jungen, wie jeder von uns in seiner eigenen Familie beobachten kann, aber sobald die Menstruation einsetzt, ist die Überlegenheit des Mädchens gegenüber dem Jungen beendet. Der Junge wird langsam ihr gegenüber stärker und energischer, während das Mädchen zurückhaltender wird.

Die entsprechende Erklärung liegt auf der Hand: Der Stoffwechsel und die Assimilation des Mädchens sind so angelegt, daß sie während etwa 30 Jahren ihrer Lebenszeit, nämlich von der Pubertät bis zu den Wechseljahren, genug Blut für die Aktivitäten zu ihrer eigenen Erhaltung produziert, und außerdem auch die für Schwangerschaft und Stillzeit benötigte Menge. Die Menstruation dient in erster Linie dem Erhalt des physiologischen Gleichgewichts dadurch, daß sie zu bestimmter Zeit eine nicht benötigte Blutmenge über Bord wirft, die bei jedem Eisprung als eventuell benötigte Nahrungsreserve zur Verfügung gestellt wird, wobei dieses "Über-Bord-Werfen" im Falle einer stattgefundenen Befruchtung der Eizelle ausbleibt. Wir müssen diese menstruellen Vorgänge stets vor Augen haben, um die Wechseljahre mit ihren Folgen und tatsächlich auch die Krankheiten der Frauen im allgemeinen und zu jeder Zeit richtig verstehen zu können.

Die Resignation vieler Frauen hinsichtlich ihrer verschiedenen Leiden scheint mir doch oft sehr erstaunlich, und deshalb habe ich immer wieder meine Lehrer, Bücher, mich selbst und letztlich auch Mutter Natur danach befragt, was die Wechseljahre tatsächlich sind. Es ist sehr lehrreich, klinische Probleme, so wie sie in Wirklichkeit sind, selbst zu erarbeiten, ohne die Gottvaterschaft der Schulmediziner, die mir oft erscheinen, als stünden sie zwischen der Wahrheit und ihren eigenen Ansichten: Wir lernen im allgemeinen nur die Lehren unserer Professoren, aber die Dinge selber sehen wir niemals.

DURCH VORURTEILE VERSCHLEIERT

Die Bedeutung der Wechseljahre in der Praxis der Mediziner, besonders bei solchen, die viele Frauenkrankheiten zu sehen bekommen, liegt wohl klar auf der Hand. Die Wechseljahre werden normalerweise als etwas Unausweichliches, das die Gesundheit der Frauen beeinträchtigt, angesehen. "Ich nehme an, das liegt an den Wechseljahren," hört man ständig.

Nun, was sind diese Wechseljahre überhaupt, die so vielen Frauen so viel Leid bringen?

Ich behandele gerade eine Dame wegen ihrer hämorrhoidalen Beschwerden, bei denen es hier und da zu heftigen Blutungen kommt, und die alarmierende Schwächezustände hervorrufen, so daß ständig Stärkungs- und Anregungsmittel benötigt werden.

"Mein Hausarzt meint, ich müsse mich wegen meiner Hämorrhoiden einer Operation unterziehen, oder mir würde es mein Lebtag nicht mehr gutgehen, aber ich selbst bin davon überzeugt, daß alles von den Wechseljahren herrührt."

Gestern konsultierte mich eine Dame wegen rheumatoider Arthritis und Lumbago, sie ist 51 Jahre alt, ihre Fingerkuppen sind knotig verdickt, und die einstmals elegante, kleine Hand, mit spitz zulaufenden Fingern, "ist von schrecklichen Knoten übersät....", wie sie mir berichtet. "Ich glaube, das liegt an den Wechseljahren: Sie wissen, ich bin jetzt älter als 50 Jahre und werde nun von solchen Sachen heimgesucht." Dann fährt sie fort: "Und diese furchtbaren Blutwallungen, mein Hausarzt hat mir unzählige Mittel dagegen verschrieben, Dr. Jones gab mir *Lachesis*, und Sie gaben mir *Urtica*, aber nichts davon hat mir auch nur im Geringsten geholfen."

Wenn wir verstehen wollen, was die Wechseljahre wirklich bedeuten, müssen wir uns erst klarmachen, was dieses Leben, das sich in seinem Wechsel so traurig zeigt, wirklich ist. Ich meine hierbei nicht das Leben überhaupt, das sowohl Frauen als auch Männer betrifft, sondern das der Frauen und deren Veränderungen, und besonders den Lebensabschnitt, welcher der "Wechsel" genannt wird. Dieser Wechsel beinhaltet das Ausbleiben der monatlichen Periode, und mit diesem Ausbleiben scheinen die Krankheiten und Leiden gleichsam anzufangen. Tatsächlich ist es nicht

zutreffend, daß die Krankheiten erst in der Menopause *beginnen*, es ist nur so, daß sie sich in jenem Lebensabschnitt anders bemerkbar machen als vorher.
Um eine klare Vorstellung dieser Sache, die wir hier besprechen wollen, zu erhalten, sollten wir noch etwas bei der Menstruation, die dann ausbleibt, verweilen.

PHYSIOLOGISCHE MENSTRUATION

Wir müssen nicht besonders weit ausholen, um dieser Funktion im wesentlichen auf den Grund zu gehen. Wie wir alle wissen, hat die normale Frau in gewissen, bekannten Zeitabständen ihren Eisprung. Dieser stellt die Eizelle zur Verfügung, die den Erhalt des menschlichen Geschlechts gewährleistet. Da das Spermium aber nicht ständig auf dem Weg zu besagter Eizelle ist, erscheint das Ei, seiner Bestimmung gemäß, in periodischen Abständen. Sollte die Eizelle am richtig vorbereiteten Ort mit dem Sperma zusammentreffen, kommt es zur normalen Befruchtung. Daraufhin haben wir nichts mehr mit der Eizelle, dem Produkt eines jeden Menstruationszyklus zu tun. Wir müssen aber auch erkennen, wie wohltuend der Menstruationsfluß an sich sein kann, auch abgesehen von seiner Funktion als Medium der Eizelle. Er hat nämlich folgende Aufgaben: Angenommen, die monatliche Periode diente nur der Bildung der Eizelle und hätte sonst keine weitere Funktion, wohin sollte das führen? Die Frau hätte nichts, um das befruchtete Ei zu ernähren! Mit jedem Eisprung geht ein Fluß der Lebenssäfte einher, und falls es zu keiner Befruchtung kommt, dient die Regelblutung schlicht und einfach der Ausscheidung, wie wir bereits gesehen haben. Auf den erfolgten Eisprung, welcher die Befruchtung der Eizelle ermöglicht, erscheint die Monatsblutung.

Mit eingetretener Schwangerschaft wird die Periode eingestellt. Warum? Weil die Nährstoffe, die mit der Monatsblutung ausgeschieden werden, nun von der Mutter für die Ernährung und das Wachstum ihres Kindes benötigt werden, und außerdem, um sie für die Geburtsarbeit und Stillzeit zu stärken! Die Ausdehnung und Festigung der Frau während der Schwangerschaft ist sehr eindrucksvoll und bemerkenswert, und für dieses außergewöhnliche Wachstum werden Nährstoffe benötigt, welche nur vom Blut der Mutter gebildet werden können. Somit kann der Stoffwechsel einer normalen Frau gleichsam genug Blut für den eigenen Bedarf als auch einen monatlichen Überfluß, der ausgeschieden wird, falls die Eizelle auf kein Sperma trifft, bereitstellen. Wenn es aber doch zur Befruchtung kommen sollte, so arbeitet der weibliche Körper einfach weiter wie bisher, nur wird der monatliche Überschuß nicht als Überfluß ausgeschieden, sondern er wird zurückgehalten, um dem Wachstum des neuen Lebewesens bis zum Zeitpunkt der Geburt zu dienen. Später kommt es auch während der Stillzeit meist zu keiner Monatsblutung, da das Blut als Milch in die Brüste umgeleitet wird, um das Baby während der ersten Lebensmonate bis zum beginnenden Wachstum der Zähne zu ernähren. Danach kehrt der weibliche Organismus durch das Austrocknen der Brüste zum normalen, aktiven Menstruationsgeschehen zurück, und so geht es im selben Rhythmus innerhalb der bekannten Grenzen immer weiter und weiter. Aber das ist nicht alles!

DIE MENSTRUATION DIENT DER REINIGUNG DES ORGANISMUS

Die Regelblutung dient jedoch noch einem anderen Zweck, nämlich der Blutreinigung der Frau und somit der Reinigung ihres gesamten Organismus. Hier müssen wir innehalten und uns die Wichtigkeit dieser monatlichen Ausscheidung als eines Mittels zur Reinigung des ganzen Menschen zur jeweiligen Zeit vergegenwärtigen, denn hierin liegt die zentrale Idee dieser Arbeit.

Mit der Monatsblutung scheidet die Frau krankhafte Stoffwechselprodukte aus, ihre monatliche Periode ist eine monatliche Reinigung.

Hat man jemals schon eine normal menstruierende Frau mit einem klassischen Gichtanfall erlebt? Ich jedenfalls noch nicht: Es ist klar, daß Stoffwechselprodukte, die Gicht erzeugen können, durch die Monatsblutung ausgeschieden werden. Und so können wir beobachten, daß *aktiv menstruierende Frauen*, abgesehen von persönlichen Leiden, bei weitem von weniger Krankheiten und Leiden heimgesucht werden als der dazugehörige Mann. Das geht so weit, daß Frauen normalerweise länger leben als Männer, und diese Tatsache schreibe ich größtenteils der Kraft ihrer monatlichen Reinigung zu.

Meiner Meinung nach sterben sehr wenig Frauen am Kinderkriegen, obwohl der Tod im Kindbett nicht gerade selten vorkommt. Jedenfalls habe ich selten eine Frau erlebt, die "am" Kinderkriegen gestorben ist, "im" Kindbett allerdings schon.

Vorausgesetzt, es besteht keine Gefahr einer Blutvergiftung durch den Geburtshelfer oder die Hebamme, oder durch Nahrung, Luft, Wasser oder was auch immer, und angenommen, die Frau ist kräftig und hat keine KONSTITUTIONELLE VORBELASTUNG, so birgt das Kinderkriegen praktisch keinerlei Gefahren.

Todesfälle im Kindbett sind weitgehend auf vorherbestehende krankhafte Veranlagungen bei der Gebärenden zurückzuführen, und diese zeigen sich im allgemeinen anhand von Entzündungen und Blutungen, welche sicher die häufigsten Todesursachen im Kindbett darstellen.

Blutungen beruhen meist auf einer schwindsüchtigen Konstitution der

betreffenden Frau, die sich im Beckenbereich manifestiert, oder auf anderen Erkrankungen, die örtlich auftreten, und sind deshalb kein notwendiger Bestandteil des Gebärvorgangs. Das heißt also, daß das Kinderkriegen im Normalfall und unter sauberen Bedingungen eine gesunde, normale Angelegenheit ist, die absolut keinerlei Gefahren für die Gebärende birgt; jegliche Gefahr beruht auf unnormalen Zuständen. Eine angesehene Journalistin schrieb kürzlich, daß eine Frau "in das Schattental des Todes hinabstieg, um ein Kind zu gebären"!
Was für ein unbeschreiblicher Quatsch!

DYSMENORRHOE ODER DIE SCHMERZHAFTE PERIODE

Schmerzen während der Periode sind so weit verbreitet, daß nicht wenige den Schmerz als festen Bestandteil dieses Geschäftes ansehen. Das ist jedoch ganz und gar nicht der Fall. Ich gebe zu, daß ein wenig Unbehagen und Beschwerden während der Periode normal sein können, aber wenn überhaupt, dann nur sehr mäßig; sollte es aber zu richtigen Schmerzzuständen kommen, dann ist etwas nicht in Ordnung.

Ich behaupte, daß jede Frau, die an schmerzhafter Periode leidet, in dieser Hinsicht nicht normal ist und an etwas ganz Bestimmtem leidet; es mag nichts Schlimmes sein, aber Schmerz während der Periode ist nicht normal.

MENORRHAGIEN

Es ist schwierig, die genaue Menge der Periode innerhalb ihrer normalen Grenzen festzulegen, da er von Familie, Rasse, Lebensart und anderen Faktoren abhängt, doch können wir im einzelnen Fall leicht feststellen, wo die Grenze zwischen "ausreichend" und "zuviel" verläuft.
Ebenso wie eine schmerzhafte Periode anzeigt, daß etwas nicht in Ordnung ist, zeigt uns dies genau so der übermäßig starke Regelfluß, und zwar sogar noch eindrucksvoller. Ich habe immer wieder gesehen, daß - wann immer eine Frau dauernd unter zu straker Menstruation litt - die Wechseljahre selten dabei versagten, die Ursache dafür aufzudecken; denn während der Monatsfluß versiegt, tauchen stattdessen andere konstitutionsbedingte Leiden auf. Weit verbreitet ist z.B. die rheumatoide Arthritis, die sich durch Schwellungen an den Fingerknochen zeigt.

AMENORRHOE

Wenn der Monatsfluß ausbleibt, nennen wir das "Amenorrhoe". Daß dieser Zustand unnormal ist, bedarf wohl keiner weiteren Erklärung, und natürlich kann dasselbe von einer zu schwachen Menstruation gesagt werden.
Es liegt nicht in der Absicht dieser kleinen Schrift, sich anders als in dieser knappen Art mit dem Menstruationsgeschehen zu befassen. Wir behandeln hier hauptsächlich ihr endgültiges Versiegen und werfen daher nur einen kurzen Blick als Abriß auf sie, damit uns klar wird, womit die Krankheiten und Leiden der Wechseljahre zusammenhängen.
Ebensogut können wir mit dem vielleicht häufigsten aller nach der Menopause auftretenden Übel beginnen, nämlich mit den *Hitzewallungen*.

DIE HITZEWALLUNGEN UND DAS ERRÖTEN

Eine der häufigsten Klagen der Frauen nach der Menopause betrifft die *Hitzewallungen* und das *Erröten*. Dieses Phänomen ist allerdings recht merkwürdig und nicht leicht zu verstehen. Ich konnte mir persönlich niemals recht klar darüber werden, ob diese Vorkommnisse krankhaft oder normal sind, aber alle diesbezüglichen Gesichtspunkte zusammengenommen, neige ich eher zu der Ansicht, daß sie nicht normal sind.

Als ich zum ersten Mal darüber las, daß *Lachesis* das Erröten reguliert, war ich darüber recht verwundert und nahm die nächste Gelegenheit wahr, diese Behauptung durch ein klinisches Experiment zu prüfen. Ich fand heraus, daß sie tatsächlich zutraf. Daraufhin kam ich zu dem Schluß, daß *Lachesis* das Erröten heilt. Ich fand jedoch nach einiger Zeit heraus, daß das Erröten zwar weitgehend durch dieses Mittel beherrscht, aber nicht wirklich geheilt wird. Das Erröten kommt beharrlich wieder. Dasselbe könnte über die Wirkung von *Glonoinum* gesagt werden, allerdings habe ich mit diesem Mittel nur wenig Erfahrung. Doch spricht Dr. Richard Hughes sehr hochachtungsvoll von ihm. Die Ähnlichkeit der Arzneimittelwirkung von *Urtica urens* auf das Erröten, wie sie sich bei Arzneimittelprüfungen gezeigt hatte, ließ mich dieses Mittel an Stelle von oder nach *Lachesis* geben, und zwar mit dem gleichen Ergebnis wie bei Lachesis, nämlich dem einer schnellen, aber vorübergehenden Besserung. Und weiter bin ich in dieser Sache nicht gekommen. Ich kenne keine echte Heilung des krankhaften Errötens. Wir müssen auf unsere Repertorien zurückgreifen und für jeden einzelnen Fall das Simillimum finden - eine fürchterliche Arbeit, leugne es, wer wolle. Das, was hinter dem Erröten steckt, ist für mich eine unbekannte Größe.

DER AUSFLUSS UND DIE WECHSELJAHRE

Der normale Ausfluß endet mit dem Einstellen der Periode, zu welcher er meist in Beziehung steht. Dort, wo der Weißfluß auch nach den Wechseljahren noch auftritt, müssen wir ihn als Ausdruck einer krankhaften Konstitution ansehen, und zwar oft bestimmter Gebärmuttererkrankungen. Und weil die Leukorrhoe normalerweise mit Beendigung der Periode aufhört, wird der Organismus dadurch eines konstitutionellen Ventils für viele krankhafte Produkte beraubt. Diese Aussage mag nicht mit der Auffassung der orthodoxen Schule übereinstimmen, aber es ist tatsächlich das, was die Natur uns lehrt, wie jeder aufrichtige und unvoreingenommene Beobachter selbst feststellen kann. Die Gewohnheit, Spülungen gegen den Ausfluß vorzunehmen, ist äußerst schädlich, eine glatte Sünde gegen die Wege der Natur.

Vor vielen Jahren wurde ich zu einer jungen Frau wegen eines Knotens in der Brust (interstitielle Brustentzündung) gerufen, was mir sehr viel Kopfzerbrechen bereitete. Die Patientin hatte regelmäßig Spülungen gegen den Ausfluß angewendet, auf welche ich den Brustknoten zurückführte. Meine Ansicht zu dieser Sache war für die Dame und deren Ehemann so ekelerregend, daß sie mich als unfähigen Ratgeber entließen. Jedenfalls ergab die Fortsetzung der Geschichte, daß ich Recht gehabt hatte, und nach dem Tod seiner Frau kam der tiefbetroffene Ehemann auch zu meiner Ansicht - leider zu spät.

Zwanzig Jahre lang habe ich über die Folgen von unterdrücktem Ausfluß durch Spülungen Aufzeichnungen gemacht, und ich könnte mit Beispielen dazu ein ganzes Buch füllen. Ich nehme jede Gelegenheit wahr, ein solches Vorgehen als absolut verdammenswert darzustellen. Wenn es einem nicht gelingt, die Ursache eines Ausflusses zu heilen, so lasse man um himmelswillen die Finger ganz davon, denn so kann wenigstens kein Schaden angerichtet werden. Aber meine Kollegen behaupten, daß ihre Patientinnen angeblich darauf bestehen, daß ihr Ausfluß unterbunden werde. Wollen sie das denn wirklich? Ich jedenfalls tue ihnen niemals diesen Gefallen, und ich habe damit auch normalerweise keine Probleme gehabt, allerdings habe ich auch immer meine Beweggründe erklärt. Und darüber hinaus kann der

Weißfluß durch homöopathische Arzneien vollständig geheilt werden, und daher sind Spülungen überflüssig.

Das Gerede von persönlicher Reinlichkeit und Sauberkeit ist nur Schall und Rauch: Alle Schleimhäute reinigen sich selbst, und der Gebrauch von Spülungen - weit davon entfernt, frisch und rein zu sein - ist in der Tat eine schmutzige Angelegenheit, da die Epithelzellen dauernd mit sämtlichen Unreinheiten, die sich dort festgesetzt haben, abgeschilfert und vom Körper ausgeschieden werden, wobei feine, frische, brandneue Zellen zurückgelassen werden - die Tuben des menschlichen Körpers sind keine Abflußrohre, sondern lebendes Gewebe. Wer säubert die Schleimhäute des Mastdarms? Sie sind selbstreinigend, genauso wie die Schleimhäute der Vagina. Ich weiß sehr wohl, daß praktisch alle Gynäkologen der zivilisierten Welt ihren Patientinnen zu vaginalen Spülungen, die der Reinigung dienen sollen, raten: Dieses Dogma ist ein dummer Fehler und führt zu unsagbaren, schlimmen Konsequenzen, und obendrein ist es abstoßend und geschmacklos. Bin ich mir wirklich darüber im Klaren, welch lautstarken Widerspruch meine Ansicht über die Schädlichkeit vaginaler Spülungen hervorrufen wird?

Ich bin es, und ich stehe auch dazu. Die Anwendung vaginaler Spülungen ist zu verurteilen, und genau das mache ich auch. Der Ausfluß an sich ist keine Krankheit, sondern diese besteht in der Ursache des Ausflusses. Und nicht nur das, sondern die Leukorrhoe kann von ihrem Auftreten und Umfang her sehr verschieden sein, ebenso wie die Blutungen: In der Tat, was ist der Weißfluß anderes als eine Blutung, wobei hier nur die roten Blutkörperchen fehlen? An dieser Stelle scheint mir der Beweis dafür angebracht, daß der Ausfluß ein konstitutionelles Leiden ist, das nicht unterdrückt werden darf. Aber eine ausreichende Erörterung dieses Themas würde uns zu weit von den "Wechseljahren", in denen der Ausfluß bereits der Vergangenheit angehört, wegführen.

ZORNES- UND RACHEZEITEN DER NATUR

Solange der Regelfluß eine Ausleitung der Krankheitsstoffe und -keime gewährleistet, solange wird auch der Organismus der Frau davon freigehalten, aber dadurch werden weder Primärerkrankungen noch solche, die ich als "Echo-Krankheiten" bezeichnen möchte, geheilt, und wir können diesen Zustand sehr gut mit dem Ausschöpfen eines lecken Schiffs vergleichen: Wenn die ausgeschöpfte Menge der eingelaufenen entspricht, wird die Seereise dadurch nicht besonders beeinträchtigt; wenn jedoch die ausgeschöpfte Menge Wasser weniger ist als die eingelaufene, nimmt der Wasserstand im Schiff derartig zu, daß das Schiff nach einiger Zeit sinkt. Genauso verhält es sich mit den Krankheiten menstruierender Frauen: Zur Zeit der aktiven Periode ist das Ausschöpfen krankhafter Stoffe durch den weiblichen Organismus meistens angemessen, und den Frauen geht es recht gut; sie sind zwar konstitutionell ein leckes Schiff, aber die Menge, die während eines Monats eingelaufen ist, wird sozusagen mit jeder Menstruationsblutung wieder hinausbefördert. Und genau wie bei einem lecken Schiff kommt die Zeit des endgültigen Sinkens nicht sofort, sondern schrittweise; sobald sich die Menopause anzukündigen beginnt, sehen wir bei unseren Patientinnen Anzeichen von mangelhafter Reinigung, die in Form von "Spasmen", Dyspepsien, Rheuma, Arthritis, Gebärmutterbeschwerden, Tumoren, Ekzemen, Asthma und Krebs auftreten. Man lasse irgendeinen Arzt aufrichtig und unvoreingenommen den Krankenberichten einiger Frauen, die sich gerade in den Wechseljahren befinden, lauschen und deren Vorgeschichten sorgfältig aufzeichnen, so wird er feststellen, daß die Leiden *während* der Wechseljahre nicht erst durch diese aufgetreten sind, sondern daß die Krankheiten und Leiden, die während der Wechseljahre auftreten, oft aus einer viel früheren Lebensperiode der Patientinnen herrühren, oder gar aus der ihrer Eltern, und die Stämme, Zweige, Blumen und Früchte einer längst vergangenen Zeit sind. Dies ist sehr allgemein ausgedrückt. Ich werde auch noch konkretere Aussagen darüber machen, doch hier möchte ich nur mit allgemeinen Begriffen den Grundgedanken zum Ausdruck bringen, daß viele der Leiden während und nach der Menopause mir sozusagen als zornige Rache der Natur wegen ständigen Ungehorsams

während der vergangenen Lebenszeit erscheinen, und mit "Natur" meine ich die Naturgesetze, denen zufolge wir keinen Hafer ernten, wenn wir Gerste gesät haben. Welchen Beweis kann ich dafür erbringen?
Lassen Sie mich zu einigen der ersten Fälle, die ich aufgezeichnet habe, kommen.

ADDISONSCHE KRANKHEIT DURCH UNTERDRÜCKTE LEUKORRHOE

Im Juli 1891 brachte mir ein New Yorker Kaufmann seine Frau, um sie wegen Erbrechens mit großer damit einhergehender Schwäche und Hinfälligkeit behandeln zu lassen. Außerdem hatte sie eine bräunliche Hautverfärbung. Die Patientin hatte mit 41 Jahren immer noch eine regelmäßige Periode, war jedoch kinderlos. Es ist sehr wahrscheinlich, daß die Addisonsche Krankheit einen Zweig des Baumes, der als "Tuberkulose" bekannt ist, darstellt. Obwohl die Patientin mir berichtete, daß sie sich in ihrer Jugendzeit in einem Schwächezustand, der an Schwindsucht grenzte, befunden hatte, und ihr eigener Vater an Tuberkulose der Lunge gestorben war, so war doch das auffallendste Symptom ein fürchterlicher Rückenschmerz, der durch keine Behandlung zu beeinflussen war, und im Wesentlichen halfen auch meine Medikamente der Patientin sehr wenig. Es spielte dabei auch keine Rolle, ob die gewählten Mittel hoch, mittel oder niedrig potenziert waren, ob es sich um Routineverschreibungen, "Geistesblitze" oder sorgfältig repertorisierte Medikamente handelte, sie alle trafen mehr oder weniger gar nicht. Und obwohl sich mal hier und mal dort oft Besserungen zeigten, es der Patientin auch allgemein besser ging und sie eine gesündere Hautfarbe bekam, während die Besserungszustände anhielten, war es für mich doch eine rechte Sisyphusarbeit. So vergingen drei Jahre, bis mir die Patientin eines Tages berichtete: "Ich habe Ausfluß und ich kann ihn nicht mehr unterbinden, so wie ich es früher immer tat."
Im weiteren Gespräch stellte sich heraus, daß der *Beginn* des schlechten Gesundheitszustands dieser Patientin mit der Heilung (?) ihres starken Ausflusses durch Spülungen zusammenfiel. Und während all der drei Jahre meiner recht genauen Verschreibungen erschien, sobald es der Patientin besser ging, ein Ausfluß, der sofort durch Spülungen angegangen und unterdrückt wurde, und danach ging es der Patientin wieder schlechter! Es war sofort eine ganz andere Sache, als sie nun die Spülungen unterließ, und nach ein paar Monaten war die Patientin weitgehend gebessert und kam in einen guten Gesundheitszustand, aber sie wurde nie richtig gesund und starb an Erbrechen und Schwäche nach einer langen Eisenbahnreise, der eine

lange Kutschenfahrt in der Kälte des Juli 1896 folgte, ohne Zweifel an Addison'scher Krankheit. Ich führe diesen Fall nur deswegen hier an, um zu zeigen, welchen Anteil dabei die Leukorrhoe hatte, ansonsten berührt er unser Thema nur wenig. Aber er macht für meine Begriffe die Tatsache klar, daß in diesem Falle die Leukorrhoe ganz sicher ein Ventil für den Organismus war und für ihn nützlich in demselben Sinn, wie ein leckes Boot schwimmend gehalten werden kann durch angemessenes Ausschöpfen des Wassers, wobei es nicht darauf ankommt, wie anstrengend das Ausschöpfen sein mag. Wenn der Ausfluß dieser Dame in Ruhe gelassen worden wäre, dann wäre die Sache höchstwahrscheinlich besser ausgegangen; und wenn die ursächliche Tuberkulose zuerst geheilt worden wäre, in ihrer Jugendzeit, dann hätte sich die Addinson'sche Krankheit nie entwickelt.

Leukorrhoe ist häufig eine Manifestation einer tuberkulinischen Konstitution, und wenn sie unterdrückt wird, dann führt sie zu schwereren Entwicklungen derselben Diathese. Aber ganz sicher ist: wenn Leukorrhoe manchmal eine Manifestation einer tuberkulinischen Diathese ist, dann ist nicht die Leukorrhoe das Primäre, sondern die Tuberkulose, welche die eigentliche Krankheit ist, während der Ausfluß nur sekundär ist, und sein Vorhandensein ist hauptsächlich dazu da, als Auslaß für krankhaftes Material oder irgendeinen Krankheitsstoff zu dienen. Dies sind nicht Phantasiegebilde, sondern dieses Wissen basiert auf Tatsachen meiner eigenen Erfahrung, und diese können jeden Tag und beinahe jede Stunde in meiner (oder irgendeines anderen) klinischen Arbeit gesehen werden.

WECHSELJAHRE, FIBROIDER TUMOR DER GEBÄRMUTTER UND HÄMO-RRHOIDEN MIT SEHR STARKER, WIEDER-KEHRENDER BLUTUNG AUS DEM DARM

Eine 50jährige, kinderlose Witwe wurde wegen der oben erwähnten, recht beachtlichen Leiden am 9. Juli 1891 in meine Behandlung gebracht. Ein Jahr zuvor war sie in die Wechseljahre gekommen und litt seitdem alle 5 bis 6 Wochen an Anfällen hämorrhoidaler Blutungen. Der fibroide Tumor war fast faustgroß. Die Patientin war sehr blaß und krank, und gegen Abend ging es ihr schlechter.

Gegen Ende des Jahres 1893 wurde sie geheilt aus der Behandlung entlassen, nachdem sie die ganze Zeit über regelmäßig in der Sprechstunde erschienen war. Der Tumor war langsam zurückgegangen, die Anfälle hömorrhoidaler Beschwerden hatten aufgehört, ebenso die rektalen Blutungen. Ich erwähne den Fall hier nur wegen der sehr langen von der Patientin praktizierten Gewohnheit, *vaginale Spülungen vorzunehmen,* welche nach meiner Meinung die Tumorbildung verursacht hatten. Die Leukorrhoe ist ein Katarrh, der in seiner pathologischen Qualität bei den verschiedenen Fällen sehr unterschiedlich ist; es gibt keine selbständige Krankheit, die man "Leukorrhoe" nennt, jedoch dient sie im allgemeinen der Reinigung, und es ist völlig falsch, sie durch lokale Anwendungen zu unterbinden. Der Ausfluß kann in vielerlei Hinsicht mit einem Hautekzem verglichen werden, denn ein Ekzem ist ebenfalls ein Katarrh, der oft der Reinigung dient, und deshalb ist es ebenso falsch, ein Ekzem durch örtlich angewandte Arzneien, Salben und Lotionen zu behandeln.

EINE BEMERKUNG ZU LYSSINUM

Ich bin mir nicht ganz darüber im klaren, an welcher Stelle ich am besten einige Anmerkungen zu diesem wichtigen Heilmittel machen sollte, das ich viele Jahre lang in bestimmten Fällen gebraucht habe, wobei ich innerhalb seines Wirkungsbereichs sogar bei Erotomanie gute Erfahrungen damit gemacht habe. Ich habe seinen Gebrauch auch auf einige der so häufig vorkommenden Fälle von Krämpfen und ähnlichem ausgedehnt, deren Ursache tatsächlich in unbefriedigten, sexuellen Wünschen lag, was man oft als "Hysterie" bezeichnet. Die Leiden, die durch Enthaltsamkeit hervorgerufen werden, vornehmlich bei Frauen, sind manchmal für die wohltuende Wirkung dieses Mittels empfänglich. Zu diesem Schluß bin ich teilweise durch meine Überlegungen darüber gelangt, wie es hauptsächlich zu tollwutartigen Zuständen kommen kann, nämlich durch die Unterdrückung sexuellen Verlangens. Ich möchte mich nicht zu lange bei diesem Thema aufhalten, aber ich meine doch, daß es erwähnenswert ist, mein hochgeachteter, klinischer Freund. Ich benutze dabei nur C 30, C 100 und höhere Potenzen. Wenn wir an die wirklich furchtbaren Zustände denken, die ein von Tollwut befallener Mensch durchleidet, müssen wir für die hilfreiche Wirkung von *Lyssinum* doch recht dankbar sein. Natürlich paßt es, wie alle homöopathischen Arzneien, nur bei bestimmten Fällen, und bei weitem nicht zu jedem, denn auch *Medorrhinum* und *Luesinum* (beide in Hochpotenz verabreicht) spielen bei diesem Zustand der unbefriedigten Liebe eine wichtige Rolle.

"Ich werde nachts immer durch dieses schreckliche, fürchterliche, sündige Verlangen geweckt", ist eine Anzeige für *Medorrhinum.*

"Sobald es Nacht wird, werde ich das Opfer dieser fürchterlichen, sündigen Wünsche", verlangt nach *Luesinum* als Mittel. Handelt es sich hierbei denn nun tatsächlich um Sünde? Ich meine nicht, denn ich halte solche Zustände nicht für sündiger als die einer Kolik oder Neuralgie: Es sind eben Leiden, an denen unsere gesamte Menschheit krankt, aber welch ein Leid! Es ist viel schlimmer als bloßer körperlicher Schmerz.

IST LEUKORRHOE EINE KRANKHEIT?

Ja, das ist sie sicherlich, genau so wie auch Schmerz - und sie nur gewaltsam auszutrocknen führt ebensowenig zu echter Heilung wie das Einlullen von Schmerzen durch Opium.

Obwohl ich den Standpunkt vertrete und mich dafür einsetze, daß die Leukorrhoe auch eine wohltuende Funktion hat, betrachte ich sie trotzdem nicht als Anzeichen eines guten Gesundheitszustandes, und deshalb überlasse ich den Ausfluß auch nicht sich selber.

Die Leukorrhoe dient dem Organismus, sich bestimmter Stoffe zu entledigen. Der Ausfluß an sich ist krankhaft, hat aber nur eine stellvertrende Funktion für den Organismus. Ich behandele den Ausfluß auch immer als Krankheit, allerdings keinesfalls mit lokalen Anwendungen, sondern konstitutionell, wobei ich Hochpotenzen vorziehe, um ganz sicher zu sein, daß sich die Heilung auf den ganzen Organismus erstreckt. Ein Ausfluß, der mit den Wechseljahren aufhört, ist oft rheumatischer oder rheumatoider Natur, und wir können bald danach beobachten, wie sich die Fingerkuppen knotig verdicken. Das Klimakterium ist für die Frauen, die völlig gesund sind, eine vollkommen harmlose Sache, und es bleibt für eine völlig gesunde Frau auch ohne krankhafte Folgen. Völlig gesunde, ganz normale Frauen haben während der Periode keine Schmerzen, die Blutung ist weder zu stark noch zu schwach, es gibt weder Schmerzen noch Ausfluß, und wenn dann die Menopause einsetzt, geschieht dies fast unmerklich für die Frau, sie bemerkt lediglich, daß sie keine Monatsblutung mehr hat, und daß die Sache nun zu Ende ist.

So verhält es sich im Normalfall. Es gibt viele Formen von beeinträchtigter Gesundheit, aber die normale Frau ist *nicht* aufgrund ihres weiblichen Geschlechts krank, oder allgemein eine kränkelnde Person, weder während der Pubertät noch während der Menopause noch während irgendeines Zeitraumes, der dazwischen liegt; und nicht nur das, sondern ihr Gesundheitszustand ist besser als der des entsprechenden Mannes, und zwar durch die Tatsache, daß ihr Geschlecht sie durch einen automatischen, reinigenden Abfluß vor Überfluß und Unreinheiten schützt. Das geht so weit, daß viele blühende Frauen, wären sie Männer, sich auf einem viel schlechteren

Gesundheitsniveau befänden, oder gar nicht einmal mehr am Leben wären. Aber diese Frauen verlieren mit Eintritt der Menopause die mannigfaltigen Vorteile ihres weiblichen Geschlechts, und sie sinken auf den allgemein üblichen (männlichen) Standard herab. Wobei andererseits eine wirklich normale Frau, die in die Wechseljahre kommt, einen kraftvollen Lebensabschnitt vor sich hat, indem sie einen guten Teil mehr vollbringt als die andere Hälfte der Schöpfung. Ein völlig gesundes Kind hat keine Probleme bei der Zahnung, die Zähne erscheinen einfach, niemand merkt es, wenn sie kommen; und genauso verhält es sich mit den Wechseljahren bei völlig gesunden Frauen.

TUMOR DER LINKEN BRUST WÄHREND DER MENOPAUSE

Die Beobachtung ist sehr aufschlußreich, daß Brust- und Gebärmuttertumore grundsätzlich dann auftreten, sobald sich die Wechseljahre *ankündigen*, aber noch nicht vollständig eingetreten sind. Ich deute das folgendermaßen: Die vorherbestehende Krankheitsanlage kann nun nicht länger - wie vorher - durch die Monatsblutung einen ausreichenden Abfluß finden, und daher muß der Organismus das, was nun zurückbleibt, irgendwo ablagern, und daraus resultiert die Entstehung vieler Tumoren. Natürlich ist dafür die Reinigung des Körpers durch die Periode nicht *allein* verantwortlich, aber es scheint doch weitgehend damit zu tun zu haben.

Am 27. Oktober 1891 konsultierte mich Mrs. X., 45 Jahre, wegen eines Tumors der linken Brust, der seit etwa einem Jahr heranwuchs. Wir stellten eine kinderhandgroße Gewebsverhärtung im äußeren, linken Brustbereich fest, die berührungsempfindlich und leicht schmerzhaft war; schlechter nachts. Die Periode war schmerzhaft, regelmäßig; früher hatte ein ziemlich starker Ausfluß bestanden, der dann während einiger Zeit verschwunden war und nun schwach wieder zurückkehrte. Die Zunge war schaumig, in zwei Reihen.

Rezept: *Viburnum Ø*, zehn Tropfen vor dem Schlafen.

19. November: Die geschwollene und verhärtete Masse ist fast völlig zurückgegangen, dafür schmerzhafte Magenverstimmung.

Rezept: *Bellis per. Ø*, zehn Tropfen in Wasser vor dem Schlafen.

21. Januar 1892: Keine Schmerzen während der letzten Periode, weniger Beschwerden der Hämorrhoiden.

Rezept: *Hydrastis can. Ø* , zehn Tropfen in Wasser morgens und abends.

17. März: Die Brust in gutem Zustand, Ausfluß verschwunden.

Dezember 1892: Der Tumor ist nicht wiedergekommen, der Patientin geht es ausgezeichnet.

DIE PRAEKANZERÖSE BLUTUNG AUS DER GEBÄRMUTTER WÄHREND DER MENOPAUSE

Es gibt eine große Anzahl von Gebärmutterblutungen zu Beginn, während oder *nach* den Wechseljahren, die ich zu Gesicht bekomme, und die ich fast immer als Anfangsstadium eines Gebärmutterkrebses diagnostiziere. Jedenfalls zweifle ich nicht daran, daß es sich um Fälle von Krebs im Anfangsstadium handelt, aber sobald eine Besserung eintritt, wie es oft sehr schnell unter der Einnahme von Gold und anderen Mitteln der Fall ist, gebe ich mich damit zufrieden, sie als "praekanzeröse Gebärmutterblutungen" zu bezeichnen.

Mrs. W., 44 Jahre alt, Mutter von 9 Kindern, die bereits schon vier Fehlgeburten hatte, kam Ende 1891 in meine Behandlung. Sie hatte während der letzten fünf oder sechs Monate unter beträchtlichen Blutungen gelitten, die zur Zeit der Periode besonders stark aufgetreten waren. Sie hatte einige Jahre zuvor Blut erbrochen. Die Patientin war sehr schwach und anämisch und litt nach Meinung ihres Arztes an Gebärmutterkrebs im Anfangsstadium. Ihre Mutter war mit 71 Jahren an einem Gebärmutterkrebs gestorben, und eine ihrer Schwestern mit 50 Jahren an einem Eingeweidetumor.

Rezept: *Aurum muriaticum D 3*, vier Unzen, dreimal täglich 3 Tropfen in Wasser.

9. Februar 1892: Die Patientin lobt überschwenglich dieses Mittel. "Ach, es geht mir so sehr viel besser, und ich habe keine Blutungen mehr." Der Allgemeinzustand der Patientin ist sehr viel besser, die Gebärmutter ist nicht mehr empfindlich und wieder normal tastbar. Das Mittel wird einige Zeit weitergegeben.

Ich habe von dem Fall dann nichts weiteres gehört, und ich hätte ihn auch nicht berichtet, wäre er nicht einer der zahlreichen Fälle aus meiner Praxis, die unter der Gabe von *Aurum* sofort gebessert wurden.

DIE PRAEKANZERÖSE BLUTENDE GEBÄRMUTTER

Vor einigen Jahren bekam Mrs. E., 60 Jahre alt, plötzlich eine Gebärmutterblutung, worauf sie ohnmächtig wurde, während sie gerade bei einer meiner Patientinnen zu Besuch weilte. Der Hausarzt (ein sehr erfahrener, auf allen Gebieten bewanderter Praktiker) wurde eiligst geholt und diagnostizierte Gebärmutterkrebs. Es war zu hören, daß die Patientin während der letzten Jahre regelmäßig Anfälle von Blutungen aus der Gebärmutter gehabt hatte, wodurch sich auch ihr anämisches, kachektisches Aussehen erklären ließ. Die Blutungen hatten einen krankhaften Geruch, und wurden wie "fleischig", wie "kalte Suppe" bezeichnet. An der Unterlippe hatte die Patientin eine langbestehende Blutblase. Da die Diagnose bezweifelt wurde, zog man die Meinung des Chefchirurgen eines bekannten Krebskrankenhauses hinzu, der diese aber vollauf bestätigte. Die Dame kehrte nach Hause zurück, um die Krankenhausärzte ihrer Heimatstadt in dieser Sache zu befragen, und sie stimmten der Diagnose "Krebs" ebenfalls zu und rieten zur sofortigen Operation.

"Nein, ich werde mir nichts herausschneiden lassen", erwiderte die Patientin. "Ich habe genug von solchen Dingen gesehen. Lieber will ich sterben, wenn es so bestimmt sein soll!"

Ich gab der Patientin *Aurum*, wie im vorigen Fall, und nach drei Monaten ging es ihr offensichtlich recht gut. Drei Jahre später hatte sie wiederum eine Blutung, und dieselbe Arznei half ihr erneut.

Zwei Jahre danach hatte sie nochmal einen Rückfall einer Blutung mit sehr üblem Geruch.

Dieselbe Arznei wurde ihr wieder verordnet und half ihr abermals, und so ging es ihr weiterhin gut, als ich das letzte Mal von ihr hörte. Sie muß nun etwa 70 Jahre alt sein.

23. September 1896: Zufällig habe ich gerade heute einen Brief von der Freundin dieser Dame erhalten, die ich gerade am letzten Dienstag um Auskunft über das Befinden der Dame angeschrieben hatte. Sie schreibt: "Mrs. E. besuchte mich heute, es geht ihr sehr viel besser, und sie scheint guten Mutes zu sein."

23. Dezember schreibt die Patientin: "Es geht mir viel besser und ich habe keinerlei Ausfluß mehr."
Frühling 1898: Auf meine Anfrage hin höre ich: "Mrs. E. geht es weiterhin gut."

NEURASTHENIE WÄHREND DER MENOPAUSE

Eine 43jährige, unverheiratete Dame konsultierte mich am 19. Januar 1892 und erzählte mir von ihren schmerzhaften Nerven und ihrem unangenehmen Erröten, wovon sie seit den Wechseljahren gepeinigt wurde. Sie litt unter gichtigen Schwellungen an den Füßen und Ausfluß. Sie war daran gewöhnt, Schlafmittel einzunehmen. Die Gebärmutter ist ziemlich groß und der Schmerz in ihren Füßen beachtlich, so daß sie nicht einschlafen konnte. Ich übernahm den Fall nur unter der Bedingung, daß sie die Schlafmittel ein für alle Mal wegließ. Dies ist für mich stets eine unumgängliche Forderung, da es fast unmöglich ist, Menschen, die Schlafmittel nehmen, zu heilen.
Ich gab *Fraxinus americanus Ø*, zehn Tropfen in Wasser vor dem Schlafengehen.
3. März: Das Mittel hat ihr sehr gut getan, die Gebärmutter ist leichter, und die Patientin kann ihre Arbeiten jetzt wieder besser verrichten. Sie schläft nun ohne ein Sedativ recht gut ein, ein sicheres Zeichen dafür, daß die Neurasthenie in diesem Fall durch ein Gebärmutterleiden verursacht war. Das Erröten ist nicht besser geworden, und die Patientin leidet nun unter Hautreizungen und Verstopfung.
Rezept: *Urtica ur. Ø*, fünf Tropfen morgens und abends in Wasser.
31. März: "Das erste Fläschchen hat meine Nervosität gebessert, jetzt ist auch das Erröten viel seltener geworden, und auch der allgemeine Gesundheitszustand ist viel besser."
Danach folgte während eines Monats *Fragaria vesca Ø*, und danach *Fraxinus americanus Ø*, woraufhin die Patientin keinerlei Beschwerden mehr hatte, abgesehen von ihrem schweren Lebenslos, gegen das ich jedoch kein heilendes Kraut kenne.

ALLGEMEINER ZUSAMMENBRUCH WÄHREND DER MENOPAUSE, GEBÄRMUTTERULZERATION

Schwache Naturen brechen oft während der Wechseljahre völlig zusammen, besonders wenn sie während dieser Lebensperiode einen größeren Schicksalsschlag erleiden, was in unserem Leben nur allzu oft passiert. Solch ein Fall kam im Frühjahr 1893 in meine Behandlung.

Mrs. X., 52 Jahre und Mutter von sechs Kindern, berichtet mir, daß es ihr seit den Wechseljahren sehr schlecht ergangen ist: Die Gebärmutter ist ulzeriert, sie ist nur noch "Haut und Knochen", chronische Kopfschmerzen, Schlaflosigkeit, sie muß würgen und erbrechen und klagt über "Wirbel wie Windmühlen" in ihrem Kopf.

Ihre Ärzte haben sie zum Teil schon aufgegeben, und alle haben ihr Schlafmittel und Beruhigungsinjektionen verordnet.

"Mein Ehemann ist gestorben, und ich bin auch nicht weit davon entfernt, wie Sie sehen," sagt sie, "und ich möchte auch gar nicht mehr länger leben, nur noch wegen meiner lieben Kinder; mein armer, heimgegangener Liebling hätte von mir erwartet, daß ich alles zum Wohle unserer Kinder nur mögliche unternehme und für sie weiterlebe."

Ich willigte unter der Bedingung, daß sie alle Narkotika und lokalen Pfuschereien an den inneren Geschwüren unterlassen solle, in die Behandlung ein.

Als erstes war ihr Kummer zu bedenken, und dieser, gemeinsam mit dem Erbrechen, rechtfertigten nur zu gut meine erste Verschreibung: *Ignatia amara D 1,* dreimal täglich 5 Tropfen in Wasser. Nachdem dieses Mittel ihr sehr gut getan hatte, mußte nun der ursprüngliche, konstitutionelle Gifthauch in Betracht gezogen werden, und da eine ihrer Schwestern an Lungenschwindsucht gestorben war, verordnete ich *Bacillinum C 200.*

Dann folgten *Pulsatilla Ø*, *Nux C 1*, *Quassia Ø*, und die Verdauung und der Allgemeinzustand der Patientin wurden sehr gebessert. Dafür aber waren ihre nervlichen Symptome sehr quälend: beinahe vollständige Adynamie. Sie erhielt für einige Monate *Kalium phos. C 6, trit.*, und dann für kurze Zeit *Cypripedin D 3.*

27. September: "Ich habe zugenommen, meine Nerven sind besser geworden, und alles in allem fühle ich mich stärker."
Rezept: *Scutellarin D 3*, 6 Grains zweimal täglich auf die Zunge.
25. Oktober: beinahe geheilt von all ihren nervlichen Beschwerden; der Schlaf ist jedoch noch sehr schlecht.
Rezept: *Bacillinum C 100*.
Danach suchte mich die Patientin nicht mehr auf, und sie ist heute in einem guten, gesunden, drallen Zustand, und sie wird, menschlich gesprochen, das nächste Vierteljahrhundert auch noch erleben.
Bei schweren, komplizierten Fällen ist es das Beste, die zentralen Punkte herauszufinden, und *mit diesen* zu beginnen. Im vorhergehenden Fall waren das: 1.) Kummerfolgen, 2.) Tuberkulinie, 3.) Nervenschwäche, und von diesen ausgehend mußten die therapeutischen Bemühungen erfolgen.
In diesem Fall war es nicht angebracht, die Gesamtheit aller Symptome zu berücksichtigen, weil die unterschiedlichen Ursachen der Symptome auch von unterschiedlicher Qualität hinsichtlich der Erkrankung waren.
Bei den Wechseljahren tut man gut daran, die konstitutionellen Krankheitsanlagen der betreffenden Person stets vor Augen zu haben, und zweitens auch die Vorgeschichte dessen, was die Patientin bereits durchgemacht hat, herauszuarbeiten. Sodann trenne man im Geiste die verschiedenen Symptomengruppen voneinander, und behandele sie auch in Gruppen getrennt anstatt alle gemeinsam - nur so ist ein Erfolg in schweren, lebensbedrohlichen Fällen möglich.

VERZÖGERTE MENOPAUSE

Es kommt oft vor, daß die Periode nicht aufhört, wenn es eigentlich an der Zeit dafür wäre, d.h. daß es noch zu Blutungen kommt, obwohl es keinen richtigen Eisprung mehr gibt, und das ist eine Krankheit. Wenn Damen, die über 50 Jahre alt sind, uns vergnügt berichten: "Oh, ich bin immer noch nicht in den Wechseljahren!", ist das gewöhnlich eine folgenschwere Aussage. Die Blutung, die auf einen Eisprung hin erfolgt, ist gesund, die Quasi-Periode dagegen ist nur eine Blutung gleicher Art wie z. B. eine Hämorrhoiden- oder Lungenblutung, und all diese Blutungen haben eine eigene pathologische Qualität. Somit sind Blutungen bei einer schwindsüchtigen Person, ob sie nun aus den Lungen, ein anderes Mal aus den Hämorrhoidal-Venen oder ein anderes Mal aus der Vagina kommen, vermutlich jedesmal von derselben pathologischen Qualität.

Mrs. G., 50 Jahre alt, Mutter von sechs Kindern, kam am 22. September 1892 in meine Praxis und berichtete mir, daß sie noch regelmäßig Blutungen hätte, diese aber übermäßig stark aufträten. Bei näherer Untersuchung zeigte sich, daß es sich nicht um normale, ovulationsbedingte Regelblutungen handelte, sondern um gewöhnliche, periodisch auftretende Blutungen. In ihrer ersten Schwangerschaft hatte die Patientin unter "Phlegmasia alba dolens" gelitten, wobei das linke Bein noch bis heute Beschwerden macht, indem es anschwillt. Diejenigen, die mit dieser Art einer Leukozytose vertraut sind, werden sich nicht darüber verwundern, wenn ich berichte, daß das Bein der Patientin nach einer dreimonatigen Einnahme von *Thuja C 30*, *Sabina C 30* und *Cupressus Lawsoniana C 30* (jedes Mittel einen Monat lang gegeben), wieder völlig gesund wurde, und ihre periodisch auftretenden Blutungen aus dem Uterus ein Ende hatten.

Wann immer die Periode ungebührlich lang auftritt, beruht das in 9 von 10 Fällen nicht auf einem Eisprung, sondern es stimmt irgend etwas mit der Patientin nicht, und das sollte in Ordnung gebracht werden, anstatt daß man die Blutungen nur unterdrückt.

FALL EINES PRAEKANZERÖSEN UTERUS UND UNTERLEIBTUMORS NACH DER MENOPAUSE

Die Bezeichnung "praekanzeröse Gebärmutter" ist nicht ein allgemein anerkannter nosologischer Begriff. Was ich wirklich damit meine, ist Krebs; wenn sich die Patientin aber bereits auf dem Weg der Besserung befindet, muß man eine andere Bezeichnung dafür wählen; aber welche Bezeichnung man auch immer finden mag, so war es jedenfalls eine stark erkrankte Gebärmutter, die nach der Menopause aufgetreten ist. Soviel ist sicher. In der Pankreasregion war eine geschwollene Masse. Die Patientin ist eine unverheiratete 52jährige Dame, die im Frühling 1893 in meine Sprechstunde kam. Sie berichtete, daß sie bereits vor etlichen Jahren in die Wechseljahre kam und während der letzten fünf Jahre unter starkem, vaginalen Ausfluß gelitten hatte, der von krankhaftem Geruch und meist dick und eitrig-gelb war. Nachdem ich *Sulf.*, *Urtica ur.*, *Trifol.* usw. eingesetzt hatte, verordnete ich ihr am 22. Juni *Aurum mur. nat. D 3*, fünf Tropfen in Wasser, morgens und abends. Dieses Mittel nahm sie vier Monate lang, wobei der Ausfluß sich langsam verringerte und im Oktober überhaupt nicht mehr auftrat. Im November bekam die Patientin erneut Ausfluß, die rechte Brust war beträchtlich angeschwollen und schmerzhaft, woraufhin *Tuberculinum testis C 100* während einiger Monate verabreicht wurde, und danach *Aurum*, ebenfalls monatelang. Im April 1896 war die Patientin dann endgültig geheilt. Die Mutter der Patientin war an Gebärmutterkrebs und die Schwester an einem Krebsgeschwür, das sich zwischen Uterus und Rektum befand, gestorben.

UTERUSPROLAPS SEIT VIELEN JAHREN

Eine 57jährige Witwe wurde mir von ihrer Schwester am 9. Oktober 1888 zur Behandlung gebracht, da sie an einem schon seit vielen Jahren bestehenden Gebärmuttervorfall litt; die genaue Dauer der Erkrankung ist nicht bekannt. Die Patientin war fettleibig und kurzatmig. Sie konnte sich nicht umherbewegen ohne ihr Pessar, das sie jedoch nur tagsüber trägt und es sich selber einsetzt. Es bestehen Hitzewallungen, Leukorrhoe und gelegentliche Blutungen aus der Gebärmutter.
Rezept: *Helonias dioica Ø*, vier Unzen, 5 Tropfen in Wasser, morgens und abends.
27. November: *Thuja.*
29. Dezember: Sie kann bereits ohne besondere Unannehmlichkeiten ohne Pessar herumlaufen.
Rezept: *Helonias dioica Ø.*
2. Februar 1889: "Ich habe mich ohne Pessar wunderbar erleichtert gefühlt."
Rezept: *Wiederholung.*
11. April: "Ich kann sehr gut laufen, ohne daß irgend etwas nicht in Ordnung zu sein scheint." Manchmal sehr starker Ausfluß.
Rezept: *Aletris farinosa Ø*, vier Unzen, 5 Tropfen in Wasser morgens und abends.
14. Mai: Bisher recht guter Zustand, aber nun empfindet sie wieder einen leichten Druck in der Vagina, der ihrer Meinung nach von Überanstrengung herrührt.
Rezept: *Sabina D 3.*
28. September: Sie klagt darüber, daß *Sabina* ihr nicht so gut tue, wie die anderen Mittel, die Gebärmutter kommt bei Überanstrengung herab, aber immerhin ist es viel sanfter als früher.
Rezept: *Helonias dioica Ø*, was die Heilung vollendete.
Sieben Jahre später, im September 1896, kam diese Dame und verabredete sich mit mir für den nächsten Tag. Sie erzählte mir, daß es ihr in jeder Beziehung weiterhin recht gut gehe, obwohl sie jetzt viel auf den Beinen sei, um sich um den Junggesellenhaushalt ihres Sohnes auf dem Lande zu kümmern. Seit November 1888 hatte sie niemals mehr ein Pessar benötigt,

aber ich hatte während der ganzen Zwischenzeit gelegentlich von ihr gehört und die oben erwähnten Mittel immer dann wiederholt, wenn Überanstrengungen usw. Unbehagen oder leichte Rückfälle hervorgerufen hatten.

PRURITUS

Nach der Menopause (und auch schon vorher), aber ganz besonders, wenn der Lebenswechsel herannaht, und oftmals noch viele Jahre später, neigt die eigentümliche Art von Hautreizung, die als "Pruritus" oder "Hautjucken" bekannt ist, dazu, sehr quälend zu werden. Meist tritt sie in der Vagina, der Vulva, dem Anus oder igendwo in jenem Bereich auf. Sie geht oft mit Hautausschlägen einher, und kann symptomatisch für eine innere Erkrankung sein. Dagegen werden überlicherweise lindernde Anwendungen eingesetzt, deren Name tatsächlich Legion ist.

Ist nun die Behandlung des Pruritus durch lindernde Anwendungen erfolgreich und vernünftig? Gewiß nicht! Ich gebe zu, daß eine leichte *Calendula*-Salbe, Lanolin oder Vaseline oder irgend etwas dieser Art, für einige Zeit Erleichterung bringen, und das vielleicht auch auf harmlose Art und Weise, und das bedeutet immerhin schon eine ganze Menge, denn es läßt die Patientinnen wenigstens Schlaf finden, aber wenn es verstärkt zu Taubheitsgefühlen in den betroffenen Teilen durch starke Beruhigungsmittel kommt, halte ich eine solche Methode für sehr schädlich.

Meist reicht eine richtige homöopathische Behandlung zur Heilung aus, aber leider nicht immer: Es gibt einige widerspenstige Fälle, die allen bekannten Heilungsversuchen trotzen. Den besten Erfolg werden wir hierbei haben, wenn wir uns nicht an Krankheitsnamen festhalten, sondern uns die konstitutionellen Hintergründe des Falles bewußt machen, und den Organismus der Frau nach umfassenden Prinzipien behandeln. Hierbei kann man ausgezeichnet mit dem Grundsatz, die Gesamtheit aller Symptome mit einzubeziehen, arbeiten, besonders in Fällen, in denen der Pruritus scheinbar aus sich selbst existiert, ohne irgendwelche diagnostizierbare anatomische oder pathologische Grundlage.

Wenn ich den Pruritus an sich behandelte, hatte ich mit dem Mittel *Caladium seguinum* dabei am meisten Erfolg, etwa in der C 5 gegeben. Es hat fast immer gut gewirkt. *Sepia* kommt als nächstes in Frage, aber ich mußte meistens erst auf Nosoden zurückgreifen, bevor ich die Sache wirklich und endgültig heilen konnte.

Manchmal ist die Milz bei Pruritus vulvae nicht in Ordnung, und wenn die

Reizung am Gesäß ist, muß man der Leber Aufmerksamkeit schenken. Einige Patientinnen fanden heraus, daß der Pruritus ani verging, sobald sie den gewohnten, zum Einschlafen benötigten Schlaftrunk wegließen.
Es gibt auch manche Fälle von Pruritus vulvae, die auf zu enges Schnüren zurückzuführen sind, tatsächlich kommt dies oft bei fettleibigen Patientinnen vor, die leicht zu Gicht neigen: falls solche Frauen durch irgendwelche banalen Unpäßlichkeiten zu Bett liegen müssen, werden sie auch nicht durch Hautjucken gequält, da ihre Eingeweide so vom Druck befreit sind. Eine Dame konsultierte mich kürzlich wegen eines vaginalen Tumors: Es handelte sich um eine Scheidenzyste von der ungefähren Größe einer Tanger-Orange. "Und ist es nicht seltsam", sagte sie, "die Geschwulst verschwindet sehr oft, sobald ich ein oder zwei Tage das Bett hüte, aber sobald ich mich wieder normal kleide, ist sie sofort wieder da", und das bedeutet, sobald sie ihr Korsett wieder trägt. Ich erläuterte ihr die Sachlage und empfahl ihr, das Schnüren gänzlich aufzugeben, aber ich hörte von ihrem Mann, daß sie sich daraufhin fester als zuvor schnürte, und zwangsläufig besteht die Vaginalzyste weiter. Meistens gibt es eine pathologische Ursache, die dem Pruritus zugrundeliegt, wie z.B. Gicht, Skrofulose, Ekzem, wobei wir natürlich nicht das Hautjucken als Symptom, sondern die zugrundeliegende Krankheit behandeln müssen.

POSTKLIMAKTERISCHE KATARAKT

Es gibt viele verschiedene Arten von Katarakt, die vom Auftreten und ihrer Ursache her unterschiedlich sind. Sogar der Altersstar hat in den einzelnen Fällen verschiedene Krankheitsursachen.

Trotz Hohn und Spott, Herablassung und Ablehnung vieler überlegener Personen, die nichts anderes tun, als dabei Brillen zu verordnen, behaupte ich immer noch, daß viele Fälle von Katarakt medikamentös geheilt werden können.

Ein schwieriges Unterfangen? Oh ja, das ist es! Aber "schwierig" ist nicht das Gleiche wie "unmöglich". Doch Katarakt bei Frauen in und nach den Wechseljahren ist wohl die am wenigsten schwierige von allen Arten, die man mit Arzneien heilen kann. Meine Idee dazu ist, bei den Patientinnen eine angemessene konstitutionelle Kur mit Hochpotenzen durchzuführen, und wenn diese alles getan zu haben scheint, was erreicht werden kann, gebe ich den Patientinnen kleine materielle Dosen von Mitteln, die speziell auf den Uterus wirken, insbesondere *Pulsatilla Ø*, zwischen 5 und 10 Tropfen, ein- oder zweimal täglich. Das Resultat ist oft sehr zufriedenstellend. So schrieb mir vor einiger Zeit ein Geistlicher aus Bredfordshire, daß das Augenlicht seiner Frau zurückkehrte, und bat mich inständig, meine Behandlung fortzuführen. Die Katarakt war schon im linke Auge beinahe reif; sie hatte während der Wechseljahre der Frau begonnen und zehn Jahre gebraucht, um heranzureifen. Als ich den Fall übernahm, gab ich der Meinung Ausdruck, daß der Patientin keine Medizin helfen könnte, da sie dazu neigt, sehr viel zu weinen: sie vergießt bei dem geringstem Anlaß Unmengen von Tränen, und deshalb hielt ich es unter diesen Umständen für hoffnungslos, daß ihre Linsen sich wieder klären könnten. Weinerlichkeit ist aber ein anerkanntes Symptom für *Pulsatilla*. Vor kurzem fragte ich die Patientin nach ihrer Sehkraft: "Oh, sehr viel besser, vielen Dank!" Mit bloßem Auge ist der Star für einen zufälligen Beobachter nun nicht mehr zu erkennen, wohingegen früher alle ihre Freunde recht gut bemerkten, daß sie "etwas im Auge hatte". Nun bemerkten ihre Bekannten ihr gegenüber, daß "das Ding in Deinen Augen wieder verschwunden ist".

Bei sorgfältiger Betrachtung ist die Linse nicht ganz klar, aber sie ist klar genug, um gut damit sehen zu können, und das ist für eine Dame, die bald 66 Jahre alt wird, kein schlechtes Resultat.

CHLOROSIS ALS MENSTRUATIONS-BEDINGTE SELBSTINFEKTION

M. Charrin betrachtet die Bleichsucht als eine menstruationsbedingte Selbstvergiftung. Er behauptet, daß die Giftigkeit des Blutserums zur Zeit der Periode ihren Höhepunkt erreicht, und er betont die wohlbekannte Tatsache, daß stillende Mütter, die trotz des Stillens ihre Periode haben, dazu neigen, dadurch Durchfall- und Hauterkrankungen auf ihre Babys zu übertragen. Aber die Ansicht M. Charrins ist für mich von solcher Bedeutung, daß ich an dieser Stelle einen seiner Artikel aus "La Semaine Médicale" zitieren möchte:

"Au moment où les régles vont survenir, la toxicité du serum est en croissance: les nourrices qui, par hasard, conservent leurs menstruations, à ce moment plus qu'à tout autre donnent des diarrhées, des eruptions à leurs nourrissons; à ce moment, également, chez de nombreuses femmes, la fièvre, l'herpès ne sont pas rares; puis l'écoulement se produit et tout rentre dans l'ordre; les migraines cessent, les douleurs musculaires disparaissent, l'appétit revient, les signes d'empoisonnement s'évanouissent.

D'un autre coté, des recherches expérimentales, malheureusement encore insuffisantes, entreprises par P. Carnot et par l'auteur, conduisent à des conclusions analogues.

On est en droit de penser que la fonction menstruelle *purge l'économie de certain poisons; les organes génitaux ont, à cet égard, un role d'élimination.* Si, sous l'influence de l'hérédité, de la scrofule, de la tuberculose, les tissus appauvris se sont insuffisamment développés, cette insuffisance de développement a porté sur les organes génitaux comme sur les autres; ils remplissent moins efficacement ce role d'élimination. - D'autre part, durant les premières années, les dépenses de l'être sont minimes; à l'heure de la puberté, elles s'accroissent rapidement.

A ce moment, éclate l'imperfection des cellules demeurées trop petites; les produits de la désassimilation devenus soudainement abondants sont élaborés d'une facon vicieuse; de là une première cause d'auto-intoxication, car on sait que plus ces produits sont metamorphosés, oxydés, moins ils sont nuisibles. L'étroitesse des artères, spécialement de la mésentérique qui se

rend à l'intestin, de la pulmonaire qui a chargè de la nutrition gazeuse comme cette mésentérique de celle des solides ou des liquides, ajoute encore à ces imperfections des échanges.
Sur ces processus généraux d'auto-intoxication vient se greffer un troisième facteur, celui-là tout particulier, donnant au mal sa caractéristique, faisant de lui l'apanage du sexe féminin: c'est l'obstruction de la voie dépurative génitale, qui ne conduit pas au dehors les principes nocifs destinés à suivre ce chemin" (*La Médicine moderne*, 11 janvier 1896).
(Es folgt die Übertragung dieses Textes durch *Yves Laborde*):
"Kurz vor dem Auftreten der Regel steigt die Giftigkeit des Blutserums. Die stillenden Mütter, die zufälligerweise trotz des Stillens ihre Periode haben, werden ganz besonders zu diesem Zeitpunkt Durchfälle und Hauterkrankungen auf ihre Babies übertragen. Zu diesem Zeitpunkt treten auch oft bei vielen Frauen Fieber und Herpes auf. Dann setzt die Blutung mit einer Besserung der Beschwerden ein. Migräne und Muskelschmerzen verschwinden, der Appetit kehrt zurück und die Anzeichen einer Vergiftung verschwinden.
Andererseits führen Nachforschungen von P. Carnot und dem Verfasser, die leider noch nicht ausreichend sind, zu ähnlichen Schlußfolgerungen.
Wir haben Grund zu der Annahme, daß die Menstruations-Vorgänge den Organismus von bestimmten Giften befreien. Aus dieser Sicht dienen die Genitalorgane der Entgiftung.
Wenn durch den Einfluß der Heredität, der Skrofulose, der Tuberkulose das fehlerhafte Zellgewebe sich mangelhaft entwickelt hat, trifft diese Unterentwicklung die Genitalorgane ebenso wie die anderen; ihre Entgiftungsquelle wird daher beeinträchtigt. - Andererseits ist der Energieaufwand des Organismus in den ersten Jahren geringfügig; zur Zeit der Pubertät steigt er schnell an.
In diesem Augenblick zeigt sich die mangelhafte Funktion der unterentwickelten Zellen; die Ausscheidungsstoffe, die pötzlich reichlich geworden sind, werden fehlerhaft verarbeitet; daher die erste Ursache einer Selbstvergiftung, denn wir wissen: je mehr diese Stoffe umgewandelt, oxydiert, werden, desto weniger schädlich werden sie. Die Enge der Arterien, besonders der Mesenterialarterie, die die Gedärme versorgt, und der Pulmonalar-

terie, die für den Gasaustausch zuständig ist, wie die Mesenterialarterie für die festen oder flüssigen Stoffe zuständig ist, verschlechtert noch diese schon fehlerhaften Austauschvorgänge.
Zu diesen allgemeinen Selbstvergiftungsvorgängen kommt noch ein dritter Faktor hinzu, der sich vorrangig auf das weibliche Geschlecht bezieht, und zwar die Obstruktion der Blutreinigungswege, die nicht mehr die schädlichen Stoffe ausscheiden können."

Was hier über die Bleichsucht gesagt wird, kann ebenso gut über mein momentanes Thema, die Wechseljahre, behauptet werden. Tatsächlich basieren beide auf derselben Grundidee. Allerdings würde ich diesen Vorgang nicht einfach als Auto-Infektion oder Selbstvergiftung bezeichnen, sondern ich würde es, um die zentrale Idee dieses Themas deutlich zu machen, klar herausstellen, daß es nicht um eine Vergiftung der Person durch sich selbst, sondern durch die Abfallprodukte ihres Stoffwechsels handelt, die von mangelhafter Ausscheidungsfähigkeit herrühren. Natürlich kommt es zu Beginn oder im ersten Abschnitt der menstruellen Lebensphase zur Chlorosis, während die Wechseljahre an deren Ende eintreten, aber beiden gemeinsam ist das Versiegen der monatlichen Regelblutung, bleibt sie nun ganz oder nur teilweise aus.

FALL EINER KATARAKT IM KLIMAKTERIUM, DIE DURCH *PULSATILLA* STARK GEBESSERT WURDE

Eine unverheiratete, 50jährige Frau, die sich gut gehalten hatte und noch recht frisch aussah, kam Anfang 1895 wegen einer Katarakt, die entstanden war, als die Monatsblutungen auszubleiben begannen, in meine Behandlung.
Sechs Monate lang nahm die Patientin *Pulstilla Ø, 7 Tropfen in Wasser vor dem Schlafengehen.*
3. September 1895: Deutliche Verbesserung ihrer Sehkraft, linke Zungenhälfte geschwollen. Dasselbe Mittel wurde weiterhin verordnet und mit Unterbrechungen eingenommen. Der Bericht im Juni 1896 war folgender: "Oh, ich sehe sehr viel besser!"
Die Wechseljahre der Frauen und die dabei auftretenden Krankheiten und Leiden umfassen eine solche Themenvielfalt, daß es oft schwerfällt, nicht vom Thema abzuschweifen. Aber man muß bei der Sache bleiben, will man mit veralteten Theorien aufräumen und weiterkommen, was in dem folgenden Bericht deutlich gemacht wird:
Einst hörte ich von einem alten Arzt, der ein gutes Herz hatte und andere unzählige, ebenso gute Vorzüge, der seine Patientinnen folgendermaßen zu beruhigen pflegte: Wann immer ein junges Mädchen eine hartnäckige Erkrankung hatte, die mit bloßer Herzlichkeit und Geschwätz nicht geheilt werden konnte, und die auch durch Purgiermittel nicht beseitigt und durch Stärkungsmittel nicht gemildert werden konnte, so teilte er der Mutter geschickt und leichthin mit: "Es wird alles schon in Ordnung kommen, sobald sie zur Frau herangewachsen sein wird." Diese kleine, oft erzählte Geschichte beruhigte meist die Mütter vollständig.
Wenn junge Mädchen mit den verschiedensten Leiden zu ihm gebracht wurden, wurden deren Mütter mit der beruhigenden Versicherung zufriedengestellt, daß es den Patientinnen schon gut gehen werde, nachdem sie erst einmal verheiratet seien, was manchmal auch tatsächlich zutraf, aber meist wurden ihre Leiden danach nur noch schlimmer. Wenn Damen im mittleren Lebensalter diesen Arzt konsultierten, dann war er sehr geschickt

darin, sie mit noch größerer Überzeugungskraft zu trösten, indem er ihnen einredete, daß all ihre Beschwerden nach "den Wechseljahren" vorbei sein würden. Und so schaukelte er sich auf bequeme Weise durch sein Leben, bis er am Ende im Besitz eiens beträchtlichen Vermögens und eines Titels war, der ihm von seinem dankbaren Monarchen in Anerkennung seiner vorzüglichen Dienste für die medizinische Wissenschaft verliehen worden war. Sicherlich hatte er während seines langen Lebens manch freundlichen Trost erteilt, und er hatte niemals seinen Berufsstand mit Ansichten schockiert, die der allgemein anerkannten Schullehre entgegengesetzt gewesen wären. Denn wann immer er meinte, daß er überhaupt einmal einer dieser Auffassungen widersprechen müßte, befiel ihn Angst um Einbüßung seiner Bequemlichkeiten und die Ehre seines Berufsstandes, und er hielt plötzlich inne, indem er bemerkte, daß dies letztlich nur die privat geäußerte Meinung seines erst kürzlich betrauerten Freundes und Lehrers, dem bekannten Gynäkologen, Sir Jasper Pessary, gewesen sei, dem bekanntesten und verdienstvollsten Arzt, der jemals unseren Berufsstand geziert habe - und eben deshalb habe er es für seine Pflicht gehalten, die Ansicht des verstorbenen Sir Jasper zu vertreten. In der Tat war die gestellte Frage ebenso delikat wie auch von größter Wichtigkeit, da sie die höchsten Interessen unseres bewundernswerten Berufsstandes betraf. Die Frage wurde schließlich der Ärztlichen Vereinigung in London unterbreitet und folgendermaßen formuliert: Kann ein Pessar, das von einem qualifizierten homöopathischen Arzt eingesetzt wurde, durch einen qualifizierten praktischen Arzt wieder entfernt werden, ohne daß die Berufsehre dadurch verletzt wird?

Es ist wohl müßig zu bemerken, daß die Frage mit "Nein" beantwortet wurde. Ich persönlich hatte meinen Spaß an der Sache, denn ich konnte mich der Bemerkung, die ich einigen engen Bekannten gegenüber äußerte, nicht enthalten, daß homöopathisch arbeitende Ärzte, die (wenn überhaupt, dann nur ausnahmsweise) Pessare verordnen, doch wohl lieber ihre homöopathische Materia Medica einsetzen anstatt Pessare.

Im nächsten Teil meiner Abhandlung beabsichtige ich, die Krankheiten und Leiden des Klimakteriums ein wenig zusammenhängender darzustellen, damit sie in den früheren Abschnitten des Lebens einer Frau erkannt und entweder geheilt oder vermieden werden können, denn das genau ist die Absicht von vielem, was ich hier vorbringen möchte.
Als ich begann, dieses kleine Buch zu schreiben, hatte ich eine viel sorgfältiger ausgeführte Abhandlung vor, aber es ist hinter meinem ursprünglichen Plan weit zurückgeblieben.

TEIL II

Natürlich werden wir keine von außen kommende Viruserkrankung, die speziell in den Wechseljahren auftritt, erwarten. Die englische Bezeichnung "the change of life" wird im Singular gebraucht: Und genau das ist es auch, was der Name schon sagt, und nichts weiter. Die Frau, die tatsächlich gesund ist, - das heißt, die eine gute Konstitution hat, - wird auch während und nach den Wechseljahren ebenso wohlauf sein, wie sie es vorher schon war. Eine gute Konstitution wird nicht plötzlich durch die Wechseljahre zu einer schlechten. Es verhält sich also so, daß es sich bei Erkrankungen in den Wechseljahren um schlafende Hunde handelt, die nun erwachen, um zu bellen und zu beißen. Deshalb müssen wir als erstes an grundsätzliche Heredität denken, um richtige und hilfreiche Einblicke zu bekommen, woher die Widrigkeiten rühren, die eine Frau während der Wechseljahre heimsuchen, besonders aber auch wo sie früher mehr oder weniger latent gelauert haben. Manifestationen von Gicht und Rheumatismus sind weit verbreitet.

GICHT - ARTHRITIS

Gleiches erzeugt Gleiches, das läßt sich nicht leugnen; wenn aber zwei eines zeugen, erhalten wir eine dritte Größe, deren Eigenschaften nicht vollkommen sichtbar sind. Wenn wir lesen lernen und dabei auf ein neues Wort stoßen, buchstabieren wir es: Ebenso verhält es sich mit der Vererbung von Krankheiten. Ich habe mich sehr viel mit dieser Frage beschäftigt und hoffe, daß das, was ich dazu sagen kann, der Sache angemessen ist. Hierbei muß ich mich allerdings auf die Themen beschränken, die im Zusammenhang mit dem Inhalt dieses Buches stehen.

Der Sprößling eines gichtigen Elternteils muß mehr oder weniger ebenfalls gichtig sein, außer einer der beiden Teile neutralisiert den anderen völlig. Das ist zwar denkbar, aber unwahrscheinlich. Die Tochter eines gichtgeplagten Vaters wird "gichtig" zahnen, "gichtig" menstruieren, und während und nach den Wechseljahren werden ihre Krankheiten "gichtig" sein.

Oftmals habe ich bei Zahnungsbeschwerden diese Überlegung miteinbezogen, und das mit Erfolg. Sogar wenn man das Repertorium benutzt, wirft dies ein wertvolles Streiflicht auf den Fall und ist hilfreich. Meine beiden schweren Geschütze bei gichtiger Menopause sind *Bursa pastoris Ø* und *Pulsatilla Ø*. Die homöopathische Ähnlichkeit ist sehr klein, deshalb müssen materiell wirkende Dosen verabreicht werden, einige Tropfen der Urtinktur. Was die Behandlung der Gicht betrifft, kann ich höflich auf die von mir verfaßte Abhandlung zu diesem Thema[7] verweisen, worin ich bereits alles, was mir über die Gicht bekannt ist, beschrieben habe. Eine häufig angezeigte Arznei gegen die Gicht bei Frauen während der Wechseljahre ist *Bursa pastoris Ø*, zehn Tropfen in einem Teelöffel warmen Wasser gelöst, vor dem Schlafengehen. Die Gichtdiathese muß nach ihren eigenen Gesichtspunkten sowohl bei Frauen als auch bei Männern behandelt werden.

---

7 *Gout and its Cure*

EINE ANMERKUNG ZU *BURSA PASTORIS*

Meiner Meinung nach ist das "Hirtentäschel" insbesondere ein Gebärmuttermittel, wie ich an anderer Stelle bereits dargelegt habe. Es ist ein sehr wichtiges Mittel bei uteriner Sterilität - eine Schwangerschaft stellt sich häufig ein, während es gebraucht wird. Ein Herr war wegen seines öfteren nächtlichen Bettnässens, das einen gichtigen Charakter hatte, in meiner Behandlung. Daraufhin gab ich ihm *Bursa pastoris Ø,* zehn Tropfen in Wasser beim Schlafengehen. Am 8. April schrieb er mir, daß er eine solch starke Dosierung nicht vertrage, da die Tropfen "ein Völlegefühl des Kopfes mit Kopfschmerzen hervorriefen, die morgens schlechter seien". Auf meinen Rat hin verminderte er die Dosierung des Mittels (*Bursa*) auf 4 Tropfen in Wasser.
10. Juni: An diesem Tag brachte er mir das Mittel in der Originalflasche von einer halbe Unze, die immer noch zu einem Drittel gefüllt war, zurück und beschwerte sich über den "gräßlichen, fauligen Abwassergestank" des Mittels. Der Patient sagte, daß er keinen Tropfen davon mehr vertragen könne, denn "es bringt mein Gesicht so sehr zum *Erröten*, daß ich nichts davon mehr nehmen mag. Heute morgen habe ich nur 3 Tropfen eingenommen, und sehen Sie nur, wie gerötet mein Gesicht jetzt ist!"
Da dieses Symptom pathogenetisch ist, erhalten wir auf diese Weise ein weiteres Mittel gegen das Erröten, das zusätzlich auch bei gichtigen Personen angezeigt sein könnte, da *Bursa pastoris* oftmals eine beträchtliche Ausscheidung von Harngries produziert.
Um noch einmal auf das *Erröten* zu kommen: unsere therapeutischen Gegner erzielen einen Treffer bei der palliativen Behandlung dieses Leidens; so lesen wir im *British Medical Journal* vom 24. April 1897 einen Bericht von Dr. Fosbery aus Bournemouth wie folgt:

STARKES KLIMAKTERISCHES ERRÖTEN ERFOLGREICH MIT OVARIELLEM EXTRAKT BEHANDELT

"Da die Verabreichung verschiedener Drüsenextrakte noch geprüft wird, abgesehen vielleicht von der Schilddrüse bei Myxödem, helfen einzelne Versuche, sofern sie aufgezeichnet wurden, die Bedeutung dieser Behandlungsmethode klarzumachen und die Art der Fälle, bei denen ihr Einsatz erfolgreich sein kann, zu verdeutlichen. Diesbezüglich möchte ich den folgenden Fall schildern:

Die 52jährige Miss C. litt seit mehr als drei Jahren an heftigen Menorrhagien, zeitweilig auch an Metrorrhagien. Letztere wurden nach der operativen Entfernung eines gestielten Polypen, der von der Cervix ausging, besser. Die Menorrhagien traten aber weiterhin auf, es kam alle drei Wochen zur Blutung, die 14 Tage oder drei Wochen lang anhielt. Sie war sehr stark und ließ sich durch viele Medikamente nicht beeinflussen, obwohl Ergotin (oral und subcutan), Hydrastis, Liquor Ferri Perchloridi, Kaliumbromat, Hamamelis, Arsen und Schilddrüsenextrakt versucht worden waren. Immerhin schien Calcium chloratum, in kleinen Dosen dreimal täglich genommen, während der letzten beiden Zyklen eine gute Wirkung gehabt zu haben, obwohl dies auch auf das naturgemäße Versiegen der Monatsblutungen zurückzuführen sein konnte. Das einzige Mittel, den Blutfluß etwas zu verringern, bestand in häufigen Tamponaden, manchmal bis zu zweimal täglich, mit Eiswasserspülungen bei der Entfernung des Tampons. Heiße Spülungen halfen dabei nicht so viel wie kalte.

Als die Monatsblutungen schließlich aufgehört hatten, wurde die Patientin von häufigen, heftigen Hitzewellen geplagt, durch die sie im Winter sogar nachts geweckt wurde, wobei das Gesicht brennend heiß war, und Hände und Füße gleichzeitig eiskalt.

Gegen diese Hitzewallungen verordnete ich *Eierstocksextrakt*, 5 Grains dreimal täglich. Während der ersten beiden Tage schien keine Wirkung einzutreten, dann traten die Hitzewellen rasch viel seltener und leichter als vorher auf, und waren nach einem Zeitraum, in dem drei Dutzend Gaben eingenommen worden waren, fast geheilt. Die Patientin berichtet mir heute, daß sie von keinen Hitzewallungen mehr gepeinigt wird, doch sobald sie die Einnahme der Kapseln für einige Tage unterläßt, bekommt sie sofort wieder eine "Androhung". Eine gelegentliche Dosis hilft ihr dann dagegen."

Von unserem homöopathischen Standpunkt aus ist diese Behandlungsmethode allerdings falsch, und ich denke höchstens dann an den Einsatz von Eierstocksextrakt bei Hitzewallungen, wenn *Lachesis* und andere Mittel versagt haben.

KREBSERKRANKUNG, DIE SICH WÄHREND DES LEBENS BEREITS ANGEDEUTET HAT UND IN DER MENOPAUSE ZUM AUSBRUCH KOMMT

Ein Herr brachte mir am 26. Juni 1897 seine Ehefrau zur Behandlung, da sie an einer schmerzhaften Schwellung der linken Brust litt; und weil dieser Fall einen der wichtigsten Gesichtspunkte dieser kleinen Abhandlung deutlich macht, möchte ich ihn ziemlich vollständig berichten.

Mrs. S., 43 Jahre, seit 20 Jahren verheiratet, aber kinderlos, klagt über Schmerzen der linken Brust, die sie nachts aus dem Schlaf wecken und ihr Angst machen. Ihr Vater starb mit 63 Jahren an Diabetes; ihre Mutter mit 52 Jahren an *Krebs der linken Brust*; ihre Schwester mit 43 Jahren gerade nach den Wechseljahren an Brustkrebs derselben Seite, ihr Bruder mit 45 Jahren an galoppierender Schwindsucht.

Die Innenseite der linken Brust der Patientin ist seit den Wechseljahren, die mit 40 Jahren, also vor drei Jahren, eingetreten waren, der Sitz einer diffusen Schwellung.

An dieser Krankengeschichte ist an sich nichts Ungewöhnliches, doch lassen Sie uns auch ihre *Gesundheits*geschichte zurückverfolgen und sehen, wie es darum bestellt war. Bald nach ihrer Heirat war die Patientin wegen Gebärmutterbeschwerden in Behandlung - Geschwüre des Muttermundes, die stark und oft cauterisiert wurden, manchmal über Wochen sogar täglich, worauf sie regelmäßig und über längere Zeit gepinselt wurden. Sie gebrauchte viele Jahre lang vaginale Spülungen gegen ziemlich schlimmen Ausfluß, und während der letzten 15 Jahre spritzte sie auf Anraten ihres Arztes täglich heißes Wasser in die Vagina, und trotzdem trat der Ausfluß - gelb, klebrig und ätzend - weiterhin wie immer auf. "Mein ganzes Leben lang war ich weder jemals richtig krank noch richtig gesund." Der rechte Schilddrüsenlappen war während des letzten Jahres leicht vergrößert. Die Brüste schwellen oft an. Hatte zweimal Gallensteine.

Wir wollen uns hier nicht mit der Behandlung dieses Einzelfalles befassen (die überdies auch erst gestern begonnen wurde), aber er zeigt deutlich, was

ich vertrete und weitergeben möchte, nämlich, daß die verschiedenen Frauenkrankheiten und -leiden nicht örtlicher Art sind und deshalb auch nicht örtlich betrachtet und behandelt werden dürfen.
Ich deute die Phänomene folgendermaßen: Die Muttermundgeschwüre, der Ausfluß und die Sterilität waren von kanzeröser Beschaffenheit (präkanzerös, wie Hutchinson sagen würde) und von ihrer Mutter vererbt, und die Geschwüre und der Ausfluß hätten von Anfang an nach konstitutionellen Gesichtspunkten behandelt werden müssen, anstatt durch lokale Anwendungen wie Cauterisieren und Pinseln scheinbar erkrankter Körperteile. Und was die Behandlung dieses Falles anbetrifft: nun ist es deutlich, daß wir es mit einer konstitutionell bedingten Erkrankung zu tun haben, die sich hauptsächlich im Uterus manifestiert hat und von da aus auch auf die Brüste übergegangen ist. Also wäre eine Entfernung der Brust zwecklos, da sich das Grundübel ja hauptsächlich in der Gebärmutter festgesetzt hat. Ich habe diesen Fall geschildert, um dem Leser klarzumachen, wie sich mir die Sache darstellt: Die Ulzerationen und der Ausfluß sollten auf keinen Fall als das Leiden angesehen werden, das behandelt werden mußte, denn sie waren nur der lokale Ausdruck eines inneren Feindes und nicht der Feind an sich - allerdings waren sie seine Stimme.
Was ich versuche, deutlich zu machen, ist, daß das Beschwichtigen der Geschwüre und des Weißflusses sehr schädlich war, das dem Organismus der Frau nicht nur nicht geholfen, sondern sogar geschadet hat. Der Frau ging es solange einigermaßen gut, als sie noch ihre monatliche Periode hatte, aber seit deren Versiegen war es ihr zunehmend schlechter gegangen, der rechte Schilddrüsenlappen vergrößerte sich, und nun wird auch die linke Brust immer dicker und härter und verursacht der Patientin bereits große Schmerzen.
Das Fortbestehen des Ausflusses nach der Menopause ist von beträchtlicher Bedeutung und weist sicherlich auf eine Erkrankung der Gebärmutter (oder der Eierstöcke) hin. Das Gleiche kann über die Schwellung ihrer Brust gesagt werden, denn die Brust ist ein Anhängsel der Gebärmutter, und immer unter ihrem Einfluß und ihrer Herrschaft. Wann immer irgendetwas mit den Brüsten nicht in Ordnung ist, richte ich mein Augenmerk geradewegs auf die Gebärmutter, denn es ist der Uterus, bzw. die Eierstöcke, wo

das Leiden mit Sicherheit ursprünglich lokalisiert war.
Wenn ich über Leukorrhoe rede, meine ich Leukorrhoe und nicht Gonorrhoe. Letztere ist eine schmutzige Erkrankung, die von außen kommt und nicht von der Konstitution, und die *am Ort des Auftretens* bekämpft werden sollte, je früher desto besser, wenn möglich. Ich denke dasselbe über die Milbenerkrankung - die reine Krätze - die üblen kleinen Milben kommen von außen und sollten abgetötet werden.

NEUFORMULIERUNG DER HAHNEMANNSCHEN PSORALEHRE

Die Psoralehre Hahnemanns, so wie sie allgemein in den Reihen wirklich reiner Homöopathen verbreitet ist, ist so unklar und verwirrend, daß viele von uns nie richtig wußten, was sie darüber sagen oder denken sollten. Als ich anfing, homöopathisch zu arbeiten, akzeptierte ich die Psoralehre schlicht und einfach, und ich glaubte ernsthaft, daß die strengen Hahnemannianer die Krätze mit Dynamisationen heilen konnten, und so versuchte ich, es ihnen nachzumachen.
So behandelte ich eine junge Frau länger als ein Jahr mit Antipsorika, hauptsächlich mit *Sulfur* in Hochpotenz, das ich immer höher potenziert gab, bis hin zur höchsten Stufe, und was war das Ergebnis? Völliges Versagen, worauf mich ihre Eltern berechtigterweise für unfähig hielten und die Behandlung abbrachen. Die Patientin wurde dann durch einen benachbarten Kollegen recht schnell mit Sulfursalben, Seife und Wasser kuriert, und ich wurde von denen, die den Fall kannten, für einen reinen Spinner gehalten.
Dennoch fuhr ich während einiger Jahre damit fort, daran zu glauben, und zu versuchen, die Krätze mit homöopathischen Verdünnungen zu heilen, und was geschah? Ich versagte in fast jedem Fall.
Nun muß sich aber jede medizinische Lehre klinisch bewähren, und wenn ich mit den Regeln einer bestimmten Lehre nicht heilen kann, dann werfe ich diese Lehre über Bord. Aber ein Mann, der den Lehren Hahnemanns so viel verdankt wie ich, zögert stark und lange, ehe er eine davon aufgibt. So habe ich es immer wieder damit versucht und jedesmal versagt. Nun möchte ich als Beispiel anführen, was ich *meine Lehre über den Ringwurm* nenne: Ich behaupte, daß, ungeachtet meiner vorhergehenden Bemerkungen, Ringwurm und Pilzerkrankungen homöopathisch mit *Bacillinum* heilbar sind. Ich heile *beinahe* jeden dieser Fälle. Ich behaupte dasselbe von der Vakzinose und ihrer Heilung mit *Thuja* und dergleichen in dynamischen Dosen. Wenn das so ist, warum kann ich dann nicht dasselbe bei Krätze erreichen? Wie auch immer, es gelingt mir jedenfalls nicht, und deshalb versuche ich es auch gar nicht mehr. Es hilft auch nichts, wenn man mir sagt, daß ich

Krätze deshalb nicht mit *Sulfur* in der C 30, C 100, C 200 usw. heilen kann, weil es mir an Kunstfertigkeit in der Ausübung meiner Arbeit mangele. Gut, angenommen mir fehlt es tatsächlich daran, was nützt mir dann eine medizinische Lehre, die außerhalb *meines* Könnens liegt? Rein gar nichts. *Für mich* ist es jedenfalls Tatsache, daß man Milben durch keinerlei dynamisierte Gabe irgendeines Mittels abtöten kann, und deshalb habe ich diese Lehre über Bord geworfen.

Ist dann die Lehre insgesamt falsch?

Ich möchte die Lehre folgendermaßen neu formulieren: Man kann die Krätze nicht durch dynamisierte Arzneien heilen, und deshalb müssen die Milben an Ort und Stelle, je eher desto besser, abgetötet werden; man kann Milben nicht dynmisch abtöten, und sie sollten auf einmal abgetötet werden. Aber ich spreche dabei NICHT *von den mit der Krätze einhergehenden konstitutionellen Ausschlägen, die durch die Milben herausgebracht wurden*, auch behaupte ich nicht, daß die Milben das Blut nicht vergiften könnten - tatsächlich glaube ich, daß sie dies tun, und *deshalb* sollten sie sofort mit Schwefel getötet werden. Aber - und das ist sehr wichtig - wenn die Milben einen Ausschlag von einem schon vorher existierenden Zustand herausgebracht haben, dann darf DIESER Ausschlag NICHT durch äußerliche Mittel beseitigt werden. Das ist das Entscheidende! *Da liegt der Hund begraben!* Wir müssen die merkwürdigsten Folgen befürchten, wenn wir konstitutionell bedingte Hautausschläge unterdrücken, die *aus ihren inneren Verstecken herausgerufen wurden* durch die Milben selbst oder ihre Gifte. Wenn wir Krätzefälle sorgfältig beobachten, werden wir feststellen, daß diejenigen, die konstitutionell vorbelastet waren, eine erhebliche Anzahl unterschiedlichster Hautausschläge hervorbringen, die vor der Ansteckung mit den Milben schon potentiell vorhanden waren, und diese Konstitutionen müssen mit passenden homöopathischen Mitteln verbessert werden, und ihre Ausschläge dürfen nicht nach innen getrieben werden, aber die Milben müssen durch Parasitengifte vernichtet werden. Der beste Mann aus dem Stand der Homöopathen sollte sich ans Werk machen, diese Sache abzuklären, denn sie hemmt unsere Weiterentwicklung nicht wenig.

Vor Jahren wollte ich einen allopathischen Arzt zur Homöopathie bekehren; er kam mit allem Drum und Dran zu erheblichem finanziellen Verlust;

später zog er sich die Krätze zu und begab sich in meine Behandlung, in der er vertrauensvoll länger als ein Jahr blieb, aber ich versagte völlig darin, ihn zu heilen, worauf er mich anschrie: "Ich kann es einfach nicht länger aushalten, ich werde noch verrückt: Sehen Sie doch, in welch furchtbarem Zustand ich mich befinde." Daraufhin gab er die Homöopathie und alles, was mit ihr zusammenhing, auf.

Trotzdem ist die Homöopathie wahr, auch wenn man Krätzemilben nicht dynamisch vernichten kann. Ich habe lange mit der Frage der Psoralehre gerungen, und mein Ergebnis ist folgendes:

Die gefährlichen Folgen einer Unterdrückung der echten Krätze kommen in Wirklichkeit nicht von der Krätze an sich - im Gegenteil: Die Milben sind zwar giftige, kleine Tiere, die sofort getötet werden müssen. Aber die gefährlichen Folgen entstehen durch das Hineintreiben dyskratischer Hautauschläge, die bei Krätzepatienten vorhanden sind, aber *nicht ursächlich* durch die Krätze selbst bedingt sind, sondern die bei Menschen, die an Krätze leiden, praeexistent sind und nicht selten durch die Milben oder ihr Gift auf die Hautoberfläche herausgebracht werden, obwohl sie in Wirklichkeit nicht davon herrühren.

Für mich ist es die Quelle außerordentlicher Zufriedenheit im Geist, daß ich die Psora-Frage auf diese Weise gelöst habe, denn nun heile ich die Krätze - die Milbenkrankheit - mit Einreibungen von *Sulfur*, Seife und Wasser, indem ich sie als eine schmutzige Parasiten-Krankheit ansehe, die *von außen* auf den Menschen einwirkt, aber *gleichzeitig* unterdrücke ich damit nicht eine Hautkrankheit, die *von innen* herrührt und bereits vor der Krätzeerkrankung schon bestanden hat, obwohl sie höchstwahrscheinlich durch den reizenden Einfluß der Milben *ausgelöst wird*: Was von außen kommt, muß äußerlich behandelt werden, was von innen entsteht, muß nicht äußerlich, sondern nur innerlich, behandelt werden.

Diese Richtigstellung der Psoralehre hat keinen besonderen Bezug zu unserem Thema, den Wechseljahren, sondern ich habe sie hier nur deshalb eingeflochten, weil mir eben erst klargeworden ist, wo die Wahrheit liegt.

RHEUMATOIDE ARTHRITIS

Rheumatische Gicht während der Wechseljahre ist in der Tat eine sehr umfangreiche Größe, wofür eine Reihe von Mitteln benötigt wird, um sie zu kurieren.

Ein Beispiel dafür, wie ich damit fertigwerde, ist folgendes:

Mrs. X, 65 Jahre und Mutter eines Kindes, das geboren wurde, als sie bereits 41 Jahre alt war (mit 40 Jahren geheiratet). Seitdem hat sie stark zugenommen und leidet seit der Menopause an rheumatischer Gicht. Rechtes Knie und linker Fußknöchel stark geschwollen; sie kann nicht laufen; fürchtet kaltes Wasser, Urin dickflüssig; ist sehr bekümmert über ihre Unfähigkeit, ihren Urin zu halten; insgesamt befindet sie sich in einem bemitleidenswerten Zustand. *Medorrhinum* C 1000 in seltenen Gaben

22. Juli: Urin ist viel klarer, und es fällt ihr leichter, den Harn zu halten.
Rezept: *Wiederholung*.

12. August: Schmerzen und Schwellung stark zurückgegangen.
Rezept: *Wiederholung*.

16. September: "Entschieden besser", schreibt ihr Ehemann, "sie ist wieder mehr sie selbst, insgesamt eine starke Besserung."
Rezept: *Wiederholung*.

19. Oktober: Es geht ihr gut, außer daß sie unter Steifigkeit leidet.
Rezept: *Bellis per*. Ø, 10 Tropfen in Wasser vormittags.

25. November: Rezept: *Bryonia* Ø.

20. Dezember: *Acidum oxalicum C 1*.

2. Februar 1892: *Bacillinum* C 200

1. März: "Meine Frau ist von ihrer rheumatischen Gicht befreit, das Wasserlassen geht auch gut, aber jetzt fühlt sie sich schwach. Rezept: *Ferrum picric*. D 3, 3 Tropfen in Wasser, 3 mal täglich

11. April: "Hier und da schmerzt mal etwas, aber was kann man anderes bei dieser Hitze erwarten?"
Rezept: *Salix alb*. Ø, 1 Drachme, 10 Tropfen in Wasser, 2 mal täglich.

Sehr viel später kam der Ehemann wegen seiner Krampfadern zu mir und erzählte mir dabei, daß Mrs. X weiterhin frei von Schmerzen und Schwellungen und in einem guten Gesundheitszustand sei. Noch etwas später bekam ich denselben Bericht von ihrem Stiefsohn.

HARNINKONTINENZ IN DER MENOPAUSE

Nach den Wechseljahren leiden Frauen oft an Harninkontinenz. Die Gründe dafür sind recht unterschiedlich; und falls die Schweißdrüsen nicht richtig arbeiten, ist *Jaborandi* ein guter Freund, wie es die folgende ausgezeichnete kleine Kur zeigen wird:
Gräfin G., die auf die 50 zuging, konsultierte mich am 6. November 1890, da sie ihren Urin nicht mehr halten konnte, was sich während Erkältungen stets verschlimmerte und momentan auch der Fall war. Am meisten beschäftigte mich ihre trockene Haut. "Ich schwitze niemals", berichtete sie. Ich verordnete ihr *Jaborandi* C 1, 10 Tropfen in Wasser, 3 mal täglich. Zur großen Freude der gnädigen Frau wurde ihre Harninkontinenz mit diesem Mittel umgehend geheilt.

ANMERKUNG ZU JABORANDI

Ich habe *Jaborandi* während vieler Jahre eingesetzt - tatsächlich habe ich schon in meiner allopathischen Zeit darüber eine Abhandlung verfaßt, aber obwohl ich es so lange benutzt habe, habe ich es nicht allzuoft verordnet. In späteren Jahren habe ich gerne *Pilocarpinum muriaticum* D 3 gegeben. Es ist meine große Waffe gegen Mumps. Es ist allseits bekannt, daß *Jaborandi* starkes Schwitzen, das mit sehr trockener Haut endet, hervorruft. Ich betrachte es bloß als organotropes Mittel, das auf die Schweißdrüsen wirkt, und ebenso die Parotis- und Bauchspeicheldrüse beeinflußt. Ich kenne es schon lange, aber nicht gut genug.

GEISTESKRANKHEIT IM KLIMAKTERIUM

Während etlicher Jahre habe ich hin und wieder ein oder zwei Fälle von Geisteskrankheit behandelt, gelegentlich nur einen zur Zeit, meist aber zwei Fälle gleichzeitig. Einige davon waren Fälle klimakterischen Wahnsinns oder solcher Geisteskrankheit, die während der Wechseljahre auftritt. Ich heilte einen Fall von Alterswahnsinn und vor vielen Jahren einen Fall von Geisteskrankheit bei einer jungen Dame, die später im *British Journal of Homoeopathy* veröffentlicht worden sind und ebenso in meinen *Fifty Reasons for being a Homoeopath* auszugsweise dargestellt wurden. Das Heilverfahren, das ich mir nun vornehme zu berichten, ist von einer etwas anderen Kategorie und ganz klar engstens mit dem Aufhören der menstruellen Funktion verbunden, und nicht nur - sozusagen - eine "cephalische Menstruation". Das heißt, daß der Wahnsinn bei meiner jungen Patientin durch Stauungen entstanden sein könnte, die der Menstruationsfluß im Kopf hervorgerufen hat, statt seinen rechtmäßigen Verlauf zu nehmen. In diesem Fall wird die angebliche Geisteskrankheit in dem Augenblick behoben sein, in welchem der richtige Menstruationsfluß wieder einsetzt. Mit der Kindbettmanie verhält es sich ebenso, wobei die Patientin wieder völlig normal wird, sobald der "Gemütssturm" vorüber ist. Manchmal habe ich schon daran gedacht, daß darin eine kleine Prise echten Wahnsinns enthalten ist. Was ist nun echter Wahnsinn?

ECHTER WAHNSINN UND SEINE WAHRE BESCHAFFENHEIT

Was ist er? Ich bin durch sehr viele Beobachtungen und therapeutische Versuche zu dem Schluß gekommen, daß echter Wahnsinn KREBS DES GEMÜTS ist. Mit "Krebs des Gemüts" meine ich einfach: wenn das Leiden sich - sagen wir - auf die Brust fixiert, dann haben wir schlicht Krebs der Brust, wenn es sich dagegen auf die Gemüts-Organe fixiert, dann haben wir das, was wir üblicherweise Wahnsinn nennen; dies möchte ich hier nur nebenbei bemerken und nähere Erläuterungen darüber für eine spätere Gelegenheit aufbewahren. Es würde mich zu weit von meiner jetzigen Aufgabe, die sich mit den Leiden des Klimakteriums befaßt, abbringen, wollte ich mich jetzt und hier länger mit diesem faszinierenden Thema befassen.

Natürlich meine ich nicht, daß jeder Fall von Geisteskrankheit aus einer kanzerösen Diathese entspringt, denn es geht mir hier um den Wahnsinn, der im Klimakterium auftritt, und ein Zustand von Geisteskrankheit kann viele Ursachen haben. Was ich aber meine, ist, daß es sich bei akut oder chronisch auftretendem Wahnsinn, der mit normalen Medikamenten nicht zu beeinflussen ist, oft um Patienten handelt, die in ihren Gemüts-Organen kanzerös befallen sind - und diese Art von Wahnsinn ist in der Tat kanzerös oder karzinös.

Nun lassen Sie mich zu meinem Fall eines *klimakterischen Wahnsinns* kommen, der - nebenbei bemerkt - *nicht* kanzeröser Natur ist.

Miss X., 37 Jahre alt, kam am 10. September 1891 in meine Behandlung: der Vater war mit 76 Jahren gestorben, die Mutter und die meisten ihrer Brüder und Schwestern leben noch. Sie hatte seit letztem Mai keine Monatsblutung mehr, und während der vergangenen 6 1/2 Jahre nur ab und zu eine Menstruation, nicht viel mehr als ein Anzeichen. Etliche strumöse Narben unter der *rechten* Seite des Kiefers. Milz stark vergrößert. Hatte 1883 während eines Rom-Aufenthaltes Diphtherie. Große Schmerzempfindlichkeit im Hypogastrium. *Rechter* Eierstock schrecklich empfindlich: Die leichteste Berührung in dieser Gegend ruft offenbar starke Schmerzen hervor. Vaginale Reizungen, die sie verrückt machen. Sie ruckt und zuckt.

Während ihres ganzen Lebens starke Stirnkopfschmerzen. Früher hatte sie immer Ausfluß, der mit vaginalen Spülungen behandelt wurde. Sie wurde dreimal geimpft. Sie hatte die Weir-Mitchel Behandlung gehabt. Ebenso hatte sie Drüsenvergrößerungen, Mumps, Windpocken, Masern, Keuchhusten, Gürtelrose am rechten Rumpf. Von ihren Angehörigen wird sie für geisteskrank gehalten, deshalb war sie auch in "Heimen" und wird von einer bezahlten "Freundin" beaufsichtigt. Während Gesprächen errötet sie, und spricht ununterbrochen über das schlechte Betragen - der Anderen! - und ihr eigenes schweres Schicksal. Für sie beginnt alles bei ihr SELBST, sie fährt fort mit ihrem SELBST, bleibt bei sich SELBST, das einzige fesselnde Thema für sie, von Sonnenaufgang bis Sonnenuntergang. Sie erhielt von mir zuerst *Urtica Ø* als Milzmittel, und danach *Viscum album C 1* als Medikament für die Eierstöcke.

1. Oktober: Es ist zu einer Regelblutung gekommen!

Rezept.: *Kalium brom. C 3*.

21. Oktober: Viel besser. Sie (d.h. ihre Freunde und Verwandten) sind zwar schlecht, das ist wahr, aber doch nicht alle IHR GEGENÜBER völlig rücksichtslos.

3. November: Rezept.: *Bursa pastoris Ø*.

26. November: Ihre Nase hat viermal geblutet.

Rezept: *Wiederholung*.

3. Dezember: Starke vaginale Reizung und Ausfluß.

Rezept: *Viscum album D 1*, und darauf folgten *Ignatia C 1* und *Pulsatilla C 1*.

4. Januar 1892: Die Patientin hat nun eine gute Periode, aber die Schmerzen im Unterleib sind sehr quälend: Alles, was mit dem Unterleib in Berührung kommt, oder die bloße Befürchtung, daß etwas diese Region berühren könnte, versetzt die Patientin in Zuckungen. Sie ist auch sehr erregt, und ihre Aufseherin wurde beinahe zur Verzweiflung getrieben, daher verschrieb ich ihr: *Lyssinum C 30*, zwölf Globuli über 14 Tage verabreicht. Daraufhin trat eine starke Besserung ein: Sie war weniger aufgeregt und ihre Schmerzempfindlichkeit hatte stark abgenommen. Darauf folgte eine Serie von *Fraxinus americanus Ø*, um die Vergrößerung der Gebärmutter zu verringern.

1. März: Es geht ihr sehr viel besser, nur hatte sie nun seit sieben Wochen keine Monatsblutung mehr. Wegen ihrer submaxillaren geschwürigen Narben verordnete ich ihr: *Bacillinum C 200* und darauf *Bursa pastoris Ø*. Danach setzte ihre Periode wieder ein, und es war eine allgemeine Besserung zu verzeichnen.
Danach bekam sie wieder *Fraxinus americanus Ø* gegen die Schwere des Uterus, und dieses Mittel lobte die Leidende immer wieder.
Mitte 1892 begann die Patientin, mit fast jeder Dame ihrer Wahl auszugehen, und kam so wieder ein wenig in Gesellschaft, und Ende des Jahres, nachdem die bereits erwähnten und durch ihre speziellen Symptome angezeigten Mittel gegeben worden waren, wurde zusätzlich ihre sexuelle Übererregung mit *Salix nigra Ø* gut in den Griff gekriegt. Ich glaube, es wurde aus den Weidenkätzchen gewonnen und in Dosen zu je 10 Tropfen verabreicht. *Salix* wurde bei verschiedenen Gelegenheiten eingesetzt und meist erfolgreich. *Lyssinum* heilt dasselbe Symptom, allerdings mehr, wenn es nervlich bedingt ist, während *Salix*, wie mir scheint, hauptsächlich auf die Gebärmutter selbst wirkt.
11. April 1893: Immer noch unter *Salix nigra Ø*, und hatte schon einige Monatsblutungen. Sie ist nun ziemlich gesund und beurteilt das Verhalten ihrer Verwandten nicht mehr als so schlecht. In dieser Phase hat sie auch begonnen, sich mit ihrer Vorgeschichte zu befassen, und sie machte mir klar, daß ihre Perioden, die nun hin und wieder auftraten, "doch nicht so geartet sind wie die in früheren Zeiten, als es mir noch so gut ging, wie es sich jede junge Dame nur wünschen mag, und ich die Freude meines lieben Vaters war. Damals waren auch die Perioden anders als die, die ich jetzt habe, denn früher ging ihnen stets *ein Ausfluß voraus*, aber die Perioden, die ich jetzt habe, sind nicht von Ausfluß begleitet und sie tun mir auch nicht gut".
16. Mai: Wegen ihrer durch vaginale Einläufe unterdrückten Leukorrhoe und ihrer drei Impfungen verordnete ich *Malandrinum C 100*.
29. Juni: Sie hatte gerade eine Monatsblutung mit *vorausgehendem Ausfluß*, und ihr Gemütszustand ist fast normal. Auf Wunsch kann sie allein ausgehen, aber normalerweise wird sie von einer Dame begleitet, wie es sich für jede wohlhabende, alleinstehende Dame ziemt. Es kam dann zu keiner

weiteren Periode mehr, und es wurde offensichtlich, daß sie sich nun ganz und gar zum Guten verändert hatte. Nun rückte eine neue Symptomatik in den Vordergrund: Die Patientin befand sich in den Wechseljahren, war geistig normal (durch die Behandlung, wie ich meine), aber nun machten ihr Hitzewallungen zu schaffen. Während der Dauer eines jeden Monats traten zwei unterschiedliche Vorgänge bei ihr auf: Im ersten Abschnitt war sie wundervoll besänftigt, während sie im zweiten Abschnitt sexuelle Übererregung zeigte, wobei ich über ein Jahr brauchte, um diese Anwandlungen zu meistern, wobei die Mittel *Salix nigra Ø* und *Bacillinum C 30* eingesetzt wurden. Das letztere schien die Kur zu vollenden. Während der Jahre 1894, 95, 96 kam die Patientin hin und wieder in die Stadt und fragte mich wegen einiger wiederkehrender Symptome um Rat. Aus meinen Notizen ersehe ich, daß die benötigten Arzneien *Fraxinus americanus Ø*, *Salix nigra Ø*, *Sepia C 30*, *Sabina C 30* und *Lyssinum C 30* waren. Aus den großen Zeitabständen, die zwischen den einzelnen Verschreibungen lagen, schließe ich, daß jede einzelne gebührend gewirkt hat. Heute geht es der Patientin immer noch recht gut. Als ich sie vor einigen Monaten traf, erfreute sie sich ausgezeichneter Gesundheit und plante eine Weltreise zu machen. "Ich habe niemals etwas von der Welt gesehen, aber nun geht es mir so gut, daß ich es gerne möchte und auch tatsächlich durchführen werde; ich muß auf niemanden Rücksicht nehmen, außer auf mich selbst." Dabei lachte sie glücklich und sagte: "Auf Wiedersehen, Herr Doktor, ich bin Ihnen ja so dankbar, aber ich werde eines Tages sicher wieder bei Ihnen vorbeischauen".

So kann man sehen, daß die Homöopathie, wenn sie geduldig angewandt wird, eine Gemütskrankheit meistern *kann*, aber es gibt kein spezifisches Heilmittel für etwas Abstraktes, das einen Namen trägt, so als gäbe es ein greifbares Ding, das an einen falschen Platz gesetzt worden ist, und einfach durch "eine Kur" erfaßt werden müßte, um von diesem Platz wieder verdrängt zu werden. Genau genommen können wir überhaupt keine Krankheiten heilen. Wir können jedoch Menschen heilen, deren Zustände und Verfassungen Namen tragen, die Menschen ihnen gegeben haben, wie Irrsinn, Hyperaesthesie, Erkältung, Rheumatismus, und was es sonst noch alles gibt. Es liegt in der Natur der Dinge, daß wir über Krankheiten denken

und sprechen, als wären sie eigene Wesen, und so wie jedes Baby einen Namen erhält, erhält ihn auch jede Krankheit.
Ich bezeichne den geschilderten Fall als "klimakteriumsbedingten Wahnsinn", andere Nosologisten mögen eine andere Bezeichnung bevorzugen.
Aber, Herr Doktor, sie benutzen solch eine Menge von Mitteln; wer kann dabei wissen, wie man "klimakteriumsbedingten Wahnsinn" heilen kann?
Ganz recht. Ich spielte einst eine ganze Nacht lang eine Partie Schach, und ich konnte wirklich nicht sagen, welcher Zug das Spiel gewinnen ließ oder welcher Teil dieser Nachtarbeit das Fieber, das am folgenden Tag einsetzte, hervorgerufen hatte.
"Das ist eine lange Leiter, die Sie da haben, Carter." "Jawohl, Sir, so ist es. Aber sehen Sie doch, Ihr Haus ist ja so hoch!"

STARKE NEURALGIE, DURCH *GLINICUM C 1000* GEHEILT

Eine verheiratete Dame, Mutter von 5 Kindern, die auf die 50 zuging und eben in die Wechseljahre kam, suchte mich am 7. Mai 1891 wegen ihrer starken, linksseitigen Gesichtsneuralgie auf. Sie erstreckte sich vom linken Ohr bis zum linken Mundwinkel, wo sie festsaß und wodurch die Patientin sogar oft ihren Mund nicht mehr öffnen konnte. Es war zum ersten Mal 1886 aufgetreten, als sie sich gerade in North Devon aufhielt. Seitdem wurde die Patientin ständig davon gequält. "Nichts kann mir dagegen helfen". Natürlich nicht! Ist Neuralgie nicht von der *offiziellen Medizin* als unheilbar erklärt worden? Wie kann es dann aber irgendein Arzt mit Selbstachtung überhaupt noch wagen, eine Heilung zu versuchen?

Die Patientin hatte zwei ausgeprägte Linien von Schaum entlang der Zunge, die weiß und dick belegt war. Es bestand quälende Flatulenz und Übersäuerung des Magens ohne Ende. Die Patientin behauptet, daß der Schmerz abends und bei Müdigkeit am schlimmsten ist, er kommt und geht langsam, aber er hat zwei charakteristische Symptome: er ist an der See schlimmer und weckt sie aus dem Schlaf. *Natrium muriaticum C 6* und *C 30* reinigte ihre Zunge und rief grünlich-bräunlichen Durchfall hervor. Windabgang linderte den Schmerz. Aber danach war die Neuralgie schlimmer als je zuvor.

9. Juni: "Der Schmerz ist furchtbar, er weckte mich letzte Nacht zwölf-bis vierzehnmal, und ich bin schrecklich übersäuert."

Rezept: *Glinicum C 1000*, in seltenen Gaben.

23. Juni: Beinahe gut. Sie schläft gut und ungestört.

Rezept: *Wiederholung*.

28. Juli: Die Neuralgie ist verschwunden, aber ihre Verdauung ist nicht ganz in Ordnung. War vier mal geimpft worden.

Rezept: *Thuja C 30*.

Ich glaube, die Neuralgie ist nicht wieder aufgetreten. Dies folgere ich daraus, daß die Patientin, die ganz in meiner Nähe wohnt, mich seitdem nicht wieder aufgesucht hat, was sie bestimmt getan hätte, wenn die Neuralgie zurückgekehrt wäre.

ANMERKUNG ZU *GLINICUM*

Glinicum ist nichts anderes als *Medorrhinum*. Warum dann Namen vermehren? Einfach deswegen, weil ich selber die Ausgangssubstanz dafür aus einem typischen Fall gewann, sie selbst in Weingeist löste, und daher *weiß*, was es ist und wie es hergestellt wurde. Das kann jedermann ebenso jederzeit und überall in der ganzen weiten Welt durchführen. Überdies können wir den Namen *Glinicum* genauso gebrauchen wie etwa *Met. alb.*, *Verb. sap*.

In früheren, einfachen, ländlichen Zeiten reichten ohne Zweifel unsere Kräuter völlig zur Heilung unserer Leiden aus, aber in diesen Tagen der verkommenen Sitten, in denen meist erst spät geheiratet wird, und überall durch Gonokokken bedingte Ausflüsse auftreten, müssen wir zur Quelle der Erkrankung gehen, um für sie ein passendes Heilmittel finden zu können - denn *ubi morbus, ibi remedium* ist eine segensreiche Tatsache. Der Chinabaum wächst nicht an feuchtkalten Orten, an denen sich die Weide findet.

Meine Indikationen für *Glinicum* sind: Wird in den frühen Morgenstunden durch den Schmerz geweckt, Magensäure, Zunge belegt, ekelhafter Geschmack und Atem, nicht zu reinigende schmutzige Zunge, Schwäche, Blässe, Frösteln, Verschlimmerung durch kalte Nässe; obendrein ist *Glinicum* vorwiegend ein linksseitiges Mittel. *Glinicum* heilt die Hälfte aller Ischias-Fälle, denen ich begegne. Welch ein Rekord!

FALL EINER NEURALGIE BEI EINER 86JÄHRIGEN DAME, DER MIT *BACILLINUM C 200* UND *C 1000* GEHEILT WURDE

Obwohl dieser Fall eigentlich nicht in dieses Thema paßt, möchte ich ihn nach dem *Glinicum*-Fall vorbringen, um zu zeigen, daß ich *Glinicum* nicht für ein Spezificum gegen Neuralgie halte. Jeder Krankheitsfall benötigt sein eigenes Heilmittel, obwohl gleiche Fälle gleiche Mittel verlangen, so daß wir dennoch behaupten können, generische Spezifika zu haben, wenn ich diese absonderliche Bezeichnung dafür gebrauchen darf.
Im Mai 1891 erhielt ich folgenden Brief:
"Sehr geehrter Herr, auf Veranlassung meines Freundes, Mr. L. aus ... und mit Zustimmung meines regulären Betreuers, Mr ... schreibe ich Ihnen in der Hoffnung, daß Sie möglicherweise in der Lage sind, mich von meinen Leiden, die mich die vergangenen Monate in Form einer linksseitigen Gesichtsneuralgie quälten, zu erlösen, usw. Ich bin eine Witwe im 86. Lebensjahr, usw."
In diesem Fall wurde die Patientin nicht in den frühen Morgenstunden durch die Neuralgieschmerzen geweckt, sondern die Verschlimmerung fand fast immer zur Schlafenszeit statt. Dies *schließt Glinicum aus.*
Die Neuralgie wurde durch Essen, Reden und Lachen verschlimmert. Die Patientin war zweimal verheiratet gewesen, war nun zum zweiten Mal Witwe, befand sich in ihrem 86. Lebensjahr und konnte immer noch lachen! Wahrhaft ein Fall, der sich lohnte, geheilt zu werden!
Ich sah die Dame nicht persönlich, und ihr Hausarzt gab mir keine Informationen (er nicht), obwohl er großmütig auf den ungeklärten Fall hinwies. Aber der Vater der Patientin war (mit 82 Jahren) an Asthma gestorben, und ihre Muter (mit 42 Jahren) an Lungenschwindsucht, und die Verschlimmerungszeit war stets *abends*, deswegen verordnete ich *Bacillinum C 200*, drei Dosen in 14 Tagen.
4. Juni: "Im ganzen meine ich, daß ich zur Schlafenszeit weniger Schmerzanfälle hatte."
Rezept: *Wiederholung.*
7. Juli: Fast gut.

Rezept: *Bacillinum C 1000*.
Geheilt.

ERSCHÖPFTE GEBÄRMUTTER

Beim Herannahen der Wechseljahre kommt es gelegentlich zu dem, was ich eine "erschöpfte Gebärmutter" nennen möchte: Das Organ ist müde - erschöpft.

Solche Fälle neigen dazu, noch durch Krankheiten kompliziert zu sein, aber ich möchte kurz einen Fall berichten, wobei es keine Erkrankung gab - bloß die Erschöpfung.

Mrs. P., 46 Jahre, suchte mich am 28. März 1893 auf. Hier die Notizen dazu: Erschöpft, leidend; möchte sich hinlegen; hat viel getan; der Ehemann kraftvoll; hat spät geheiratet; hat drei Kinder; Periode normal; Rückenschmerzen; Gebärmutter ist dick, aber hochstehend, keine Erkrankung. Rezept: *Bellis per. Ø*, 1 Drachme, zehn Tropfen in Wasser abends und morgens.

8. Juni: "Es hat mir unendlich gut getan."

Rezept: *Wiederholung.*

August: Recht gut.

Diesen Morgen (11. Juli 1897) erhielt ich den Brief eines Kollegen aus Amerika, in dem er mich nach den Indikationen für den Gebrauch von *Bellis per.* fragt:

Werter Kollege: *Bellis per.* ist unser gemeines Gänseblümchen; es wirkt der *Arnica* sehr ähnlich, sogar bei eventuellem Auftreten von Erysipel; es ruft Milzschmerzen und im allgemeinen Symptome von Schnupfen hervor, und ein starkes Ermüdungsgefühl, die Person (der Schreiber) möchte sich niederlegen. Es wirkt auf Exsudate, Schwellungen und Stase, und hat daher einen sehr zufriedenstellenden Einfluß auf eine erschöpfte Gebärmutter; tatsächlich loben meine Patientinnen, die unter Schwangerschaftsbeschwerden oder Krampfadern leiden, das Mittel in den höchsten Tönen. Es hilft gut und dauerhaft bei *Schwindel* (zerebrale Stase) älterer Menschen; ebenso, und besonders bei Erschöpfung durch Masturbation, bei alten Handwerkern, Arbeitern und den Überarbeiteten und Erschöpften ist es eine vorzügliche Arznei. Bei Kopfleiden älterer Gärtner ist seine Wirkung sehr gut. Seine Wirkung bei Erkrankungen, die durch kalte Getränke nach Überhitzung verursacht worden sind, ist jetzt allseits bekannt. Es ist der große

Freund der Handelsreisenden, und bei der "Eisenbahnwirbelsäule" von mäßiger Stärke ist es unvergleichbar, soweit meine Kenntnis reicht. Ich meine, daß *Stasis* all diesen Leiden zugrundeliegt. Ihr....

PS: Wenn es abends genommen wird, neigt *Bellis* sehr dazu, die Patienten in den frühen Morgenstunden aufzuwecken. Deshalb verordne ich es so, daß die Einnahme vorzugsweise nicht zu spät am Tage vorgenommen werden soll. Ich habe damit oft das Symptom "erwacht zu früh am Morgen und kann nicht wieder einschlafen" geheilt, wobei in der Regel die höheren Verdünnungen viel entschiedener und langanhaltender sowie ohne Nebeneffekte wirken, weil hierbei die Wirkung rein homöopathisch ist und nicht einfach nur gefäßreinigend.

FALL VON ARTHRITISCHEN SCHMERZEN

Eine verheiratete Dame, 54 Jahre, Mutter von 2 Kindern, kam am 24. Mai 1894 in meine Sprechstunde wegen arthritischer Schmerzen in der linken Hüfte, am äußeren linken Oberschenkel und im linken Knie, die aufgetreten waren, seitdem sie in den Wechseljahren war. Der Zustand bestand so hartnäckig, daß man ihren Fall als völlig unheilbar angesehen hatte. Die Patientin war sehr fröstelig, weshalb ich die Behandlung mit *Urtica urens Ø,* begann, was ihr aber nicht besonders half.

28. Juni: Die Schmerzen sind nicht besser geworden, besonders schlimm sind sie in der Bettwärme.

Rezept: *Luesinum C 200.*

14. August: Es ist eine starke Besserung eingetreten.

Rezept: *Wiederholung.*

12. September: Die Besserung hält an, ihre Nächte sind nicht mehr so schlimm. Tatsächlich: "Oh, wie fein ist es doch, wenn man nachts im Bett liegen kann, ohne daß die Schmerzen einen aufwecken."

Rezept: *Wiederholung.*

2. November: "Sie haben ein Wunder vollbracht!"

Rezept: *Wiederholung.*

Zu Beginn des Jahres 1895 informierte mich der Ehemann der Patientin, daß die Heilung vollständig sei, und sehr viel später hörte ich von ihm, daß es seiner Frau weiterhin gut ging und daß sie wieder meilenweit laufen konnte, was sie auch täte, während ihr Schlaf und die Nachtruhe völlig normal seien. Ob dieser Fall tatsächlich von arthritischer Natur war, kann vielleicht bezweifelt werden. Hier haben wir zum zehntausendsten Mal den Beweis, daß Hochpotenzen tatsächlich zur Heilung führen können, und daß ein genau bestimmtes, charakteristisches Symptom oder Schlüsselsymptom zu den brillantsten Heilungen führen kann, und das beste bei solchen Schlüsselsymptomen ist, daß man sich ihrer erinnern kann und so Zeit spart. Die Zeit, die man mit der Nase in einem Repertorium verbringt, sollte man sich möglichst sparen. Ein bekannter Gentleman bemerkte einst, als er mein Sprechzimmer betrat:"Ich bin erstaunt zu sehen, wieviele Repertorien Sie besitzen. Ich habe immer gelaubt, daß Sie niemals Repertorien gebrauchen, sondern meist das, was Sie als organotrope Arzneien bezeichnen, verwenden. "Ah," erwiderte ich, "das Repertorium ist mein Zufluchtshafen, in den ich mich in Notfällen flüchte; je mehr ich über die Krankheiten selber weiß, desto weniger brauche ich Repertorien. Ich lebe, arbeite und habe meine medizinische Existenz durch das, was *hinter den Symptomen* ist, und darin liegt auch die Zukunft der höheren Homöopathie: Organotrop wirkende Arzneimittel sind nur die unterste Sprosse der Leiter."

RHEUMATOIDE ARTHRITIS NACH DEN WECHSELJAHREN

Eine unverheiratete Dame, 49 Jahre alt, kam auf Empfehlung einer alten Patientin am 23. Juli 1893 und berichtete mir, daß sie während der letzten drei Jahre an rheumatischer Gicht litt, an Mengen von roten Beulen mit Steifheit der Arme und Beine an den Gelenken, begleitet von großen Schmerzen, die tagsüber durch Bewegung und bei warmen Wetter schlimmer waren. Die Gelenke waren geschwollen, sie knackten und knirschten. Früher hatte sie ständig Ausfluß und vor sieben Jahren eine Grippe gehabt.
Rezept: *Medorrhinum C 1000.*
23. August: Viel besser. Die Knie sind viel weniger schmerzhaft, sie knirschen weniger bei Bewegung, und die Beulen sind verschwunden. Keine Verschreibung.
20. September: Gut. Keine Verschreibung.
18. Oktober: Gut. Aus der Behandlung entlassen.

SYKOSIS WÄHREND DER WECHSELJAHRE

Mrs. X., 46 Jahre, kinderlos, kam am 3. Mai 1897 in meine Behandlung. Mit 18 Jahren war sie geimpft worden, und von diesem Zeitpunkt bis heute war sie anfällig für "kein Ende von Mensesvorzeichen", das heißt, ab und zu geringe Unterleibsblutungen. Sie ist sehr teilnahmslos und geistig träge, der Uterus ist vergrößert.
Rezept: *Aurum mur. D 3, dil.* 4 Unzen. Fünf Tropfen in Wasser, abends und morgens.
24. Mai: Sie ist nun einverstanden, ihr lange getragenes Pessar zu entfernen.
Rezept: *Thuja C 30.*
2. Juni: Das Herausnehmen des Pessars hat zu keinerlei Beschwerden geführt, und es hat *keine Blutungen gegeben.* Sie ist stärker geworden. Im Sommer fühlt sie sich schlechter als im Winter. Sie kann nicht auf der linken Seite liegen.
Rezept: *Tuberculinum test. C 100.*
20. Juli: Sie klagt über einen benebelten Kopf.
Rezept: *Spiritus gland. querc. Ø*, 10 Tropfen in Wasser abends und morgens.
27. August: Der Schmerz in ihrer linken Seite weckt sie nachts aus dem Schlaf, was den Abgang von Wind ermöglicht, und danach wird besagter Schmerz gelindert.
Rezept: *Fraxinus americanus Ø.*
21. Oktober 1898: Es hat ihr sehr gut getan. Sie hatte eine richtige Periode, aber keine "geringfügige Blutung".
Rezept: *Thuja C 30.*
15. November: Die Flatulenz weckt sie auf, und ihr Atem ist sehr übelriechend.
Rezept: *Medorrhinum C 1000.* Danach ging es ihr viel besser, und sie wurde nachts nicht mehr durch Blähungen geweckt.
P.S. *Weckt ihn aus dem Schlaf* ist ein absolut zuverläßliches Schlüsselsymptom für *Medorrhinum.* Ich habe es zuerst bei mir selbst pathogenetisch beobachtet und es klinisch viele Male bestätigt gefunden.

EINIGE TUBERKULINISCHE MANIFESTATIONEN WÄHREND DER WECHSELJAHRE

Es gibt viele Fälle, die auch die besten Therapeuten in Verwirrung bringen, wenn sie nicht aetiologisch betrachtet werden. So sandte mir vor 3 Wochen eine Dame, die früher durch *Bacillinum* von ihrem Bluthusten und ihrer Abmagerung geheilt worden war, einen dringenden Hilferuf, ihr unbezwingbares Erbrechen zu heilen, indem sie schrieb: "Es ging mir so gut, und nun soll ich in einem Monat mein Kind zur Welt bringen, aber in letzter Zeit mußte ich ständig erbrechen, so daß ich nun abnehme und so dünn geworden bin. Ich kann nichts mehr bei mir behalten außer etwas Brandy. Bitte, schicken Sie mir etwas, das mein Erbrechen stoppt, denn die Schwester sagt, daß das Baby tot sein wird, wenn das noch länger so weitergeht." Das Erbrechen war nachmittags schlimmer und wurde von leichtem Fieber mit Hitzewellen begleitet.

Ich hielt es für wahrscheinlich, daß die Kongestion im Beckengebiet einen Anflug von tuberkulöser Beschaffenheit hatte, deshalb löste ich 10 Globuli *Bacillinum C 100* in 4 Drachmen Weingeist auf und wies sie an, alle vier Stunden fünf Tropfen in Wasser einzunehmen.

Vierzehn Tage später schrieb sie mir: "Oh, diese wunderbare Arznei! Ich mußte mich nach der ersten Einnahme nur noch einmal übergeben."

Dieselbe Überlegung hilft mir oft bei klimakterischen Beschwerden: So kam Mrs. X., 47 Jahre, am 24. Juli 1896 in meine Sprechstunde und berichtete mir....Nein, so war es eigentlich gar nicht abgelaufen, sondern ihr Ehemann hatte mich vorher bereits aufgesucht und mir erzählt, daß man um das Leben seiner Frau bangen müsse wegen einer ganz starken Anämie, die durch schwere Blutungen hervorgerufen werde, die in regelmäßigen Abständen wie eine Periode auftraten und sechs bis sieben Tage dauerten. "Meine Frau ist dadurch tödlich ausgezehrt, und unser Hausarzt hegt nur noch wenig Hoffnung für sie. Sie ist nun fast ständig ans Bett gefesselt, und die eisenhaltigen Stärkungsmittel können ihr auch nicht mehr helfen."

"Ja, wir hatten etliche andere medzinische Fachkräfte neben Dr. C. konsultiert, aber sie konnten mir auch kaum Hoffnung machen, und ich glaube, man kann ihr nun wohl nicht mehr helfen, sie ist so kurzatmig, daß sie nicht

einmal mehr stehen kann."
Nach einigen Monaten meiner Behandlung kam diese Dame in Erfüllung einiger sozialer Aufgaben nach London, und nach einem weiteren Behandlungsjahr war sie praktisch gesund, und sie unternahm sogar mit ihrem Ehemann eine Ferienreise in die Walliser Berge. Etwa zwei Drittel der Behandlungsdauer erhielt sie *Bacillinum* oder *Tuberculinum test. C 30, C 100*, und sie erhielt auch *Medorrhinum C 100, Thuja C 30*, *Sabina C 30* und während jeweils eines Monats *Urtica urens Ø, Prunus virginiana Ø* und *Salix nigra Ø* (jeweils 10 Tropfen, zwei oder drei mal täglich, wegen deren organopathischer Wirkungen). Frauen mit tuberkulinischer Disposition neigen sehr zu übermäßig starken Gebärmutterblutungen bei irgendeiner ihrer Blutandrang erzeugenden Funktionen, und diese nehmen häufig an Stärke zu, wenn die Wechseljahre herannahen. So war diese Dame an sehr reichliche Regelblutungen gewöhnt, aber als sie über 40 Jahre alt war, wurden diese langsam immer schlimmer und schlimmer, bis man den Vorgang nur noch als periodische Gebärmutterblutungen bezeichnen konnte, woraus dann eine beunruhigend starke Anämie entstand. Die blühende, stark menstruierende Dame von 30 Jahren neigt sehr dazu, daß sie mit etwa 40 Jahren fast tödlich ausgezehrt wird, es sei denn, ihre Blutungsneigung wird vorher durch beispielsweise *Bacillinum* oder andere ähnlich wirkende Mittel beseitigt. Lassen Sie mich dieses Thema noch weiter erläutern.

DER IRRSINN MIT DEN PESSAREN

Eine Dame, die knapp über 40 Jahre alt war, kam im November 1896, um sich wegen einer Vergrößerung ihrer Gebärmutter, zu starker Perioden und übelriechendem, fauligem Ausfluß behandeln zu lassen."Ich bin in einer scheußlichen Verfassung und überzeugt davon, daß ich noch verfaulen werde!"

Hier haben wir das Beispiel einer sehr feinen, rosigen Person, die überaus gut aussieht (nebenbei bemerkt, eine Art von gutem Aussehen, das ich aus Erfahrung als fast pathognomonisch für eine tuberkulöse Diathese halte), die sehr starke Monatsblutungen von einem kraftvollen Zustand der Gebärmutter gehabt hatte; und nun, da die Wechseljahre sich ankündigten, waren alle ihre Beschwerden akzentuierter. Und da ihr tiefreligiöser Ehemann jahrelang das getan hatte, *was Onan tat*, wurde die Gebärmutter so schwer, daß die meisten der führenden homöopathischen Ärzte und gynäkologischen Chirurgen Einläufe und Spülungen verordnet hatten. "Dr. X. verschrieb Einläufe mit sehr heißem Wasser gegen den Weißfluß, und er setzte auch ein Pessar ein, aber er konnte keines finden, das dann auch bequem saß. Ich hatte bereits sechs oder sieben Pessare, und das jetzige ist sehr schmerzhaft."

Nun hatte die Patientin die blühende tuberkulinische Gestalt (groß, hochgewachsen, schlaff, rosig, füllig, sanftmütig, gut aussehend, träge, oft müde), mit leichter Blutungsneigung, und kam nun an die Schwelle des Klimakteriums, wo ihre angehäuften Beschwerden drohten, sie ganz und gar zu einem Wrack zu machen. Sie hatte die Hilfe von Homöopathen gesucht, die ihre konstitutionelle Veranlagung nicht in ihr Therapiekonzept miteinbezogen und - noch schlimmer - ihr "dreimal geimpft" als zusätzlichen Beweis ihres ausgezeichneten Gesundheitszustandes werteten, und die onan-artige Enthaltsamkeit (was Onan tat, nicht die sogenannte Onanie!) als "so vernünftig und rücksichtsvoll, wissen Sie" lobten. Meine eigene Diagnose dieses Falles war folgende:

1. Hereditäre Tuberkulinie 2. Vakzinose 3. Schwellung und Vergrößerung der Gebärmutter als Folge der Empfängnisverhütung (wörtlich: des Zeugungsbetruges).

Diese arme Frau hatte früher Hämorrhoidenbeschwerden, weshalb sie den Rat eines bekannten Nachfolgers Hahnemanns gesucht hatte, der....oh ja, er tat es...sie herausschnitt!!
"War die Operation Ihrer Hämorrhoiden erfolgreich?" "Ja, sehr." "Aber ich meine, sie hätten erzählt, daß sie jetzt unter starken Hämorrhoidenblutungen litten?" "Ja, so ist es. Sie erschienen zwei oder drei Jahre, nachdem man sie operiert hatte, wieder." "Und Sie haben ebenfalls Verstopfung, nicht wahr?" "Ja, aber mein Arzt hat mir etwas dagegen verschrieben."
So haben wir hier eine Dame im mittleren Lebensalter vor uns, die immer noch gut genährt und frisch aussieht:
a) Operation der Hämorrhoiden
b) *Klistiere* gegen die Verstopfung
c) Heißes Wasser und mit Medikamenten angereicherte vaginale Einläufe gegen den Ausfluß
d) eine große Anzahl an Pessaren, um eine vergrößerte Gebärmutter zu stützen,
und das Resultat von alledem?
Mit den Worten der Patientin: "Ich werde verfaulen." Wenn man mit diesen blödsinnigen Behandlungsmethoden nur noch ein wenig fortfährt, wird man bald die Diagnose "Gebärmutterkrebs" stellen müssen, worauf eine Operation durchgeführt werden wird, und das Ganze wird gekrönt werden von den Tränen des Witwers und der Trauer ihrer mutterlos gewordenen Kinder!
Aber gab es irgendeine Alternative dazu?
Jawohl, diese Dame ist nun durch eine mit gesundem Menschenverstand durchgeführte homöopathische Behandlung geheilt worden. Das *Tuberculinum* (C 30, C 100, C 200) hat die Tuberkulinie geheilt. Die Antisykotika *Thuja C 30*, *Sabina C 30*, *Cupressus Law. C 30* und *Medorrhinum C 1000* heilten den Ausfluß, und organotrop angewandte Mittel haben die Gebärmutter an ihren jetzigen, angemessenen Platz und Umfang zurückgebracht. Mrs. X saust jetzt mit ihrem Fahrrad umher, eine freie und glückliche Frau.
Fraxinus americanus Ø, 10 Tropfen in Wasser abends und morgens, war es, was die Gebärmutter am schnellsten auf ihre normale Größe zurückgebracht hat (siehe auch mein Buch *Organ Diseases of Women).* Alles ist relativ und vergleichbar: Angenommen, da ist ein vergrößerter Uterus. Es

ist immer noch besser, ihn durch ein bequemes Pessar zu stützen, als ihn auf den Beckenboden plumpsen und vorfallen zu lassen. Aber da das übermäßig schwere Organ aufgrund seines Umfangs und Gewichts herabsinkt, muß daraus folgen, daß dieses Organ zu seinem alten Platz zurückkehren wird, sobald sein Umfang und das Gewicht ausreichend reduziert worden sind, was ein Pessar überflüssig macht, um es zu stützen. Zusätzlich müssen wir uns stets vor Augen halten, daß ein Pessar ein Fremdkörper ist, der deshalb für die betroffenen Teile sehr unangenehm ist. Er ruft in der Tat schmutzige Absonderungen hervor und läßt die arme Leidende vor sich selbst zurückschaudern, indem er das, was eigentlich etwas Reines sein sollte, in eine wahrhaftige Kloake verwandelt. *Interfaeces et urinas nascimur* ist ein wahrer Satz, weil es der Natur entspricht, aber wir sollten anständigerweise hier aufhören.

POSTKLIMAKTERISCHE DYSPEPSIE

Mrs. N., 52 Jahre, Mutter von vier Kindern, die ebenfalls schon zwei Fehlgeburten gehabt hatte, kam im Juni 1897 in meine Behandlung. Sie war zweimal geimpft worden, das letzte Mal als sie 21 Jahre alt war, wobei diese letzte Impfung nicht angegangen war. Sie hatte viele Jahre unter Dyspepsie gelitten, besonders stark seit den Wechseljahren. Der Darm ist sehr berührungsempfindlich, der Urin übelriechend ("fischig"). Ihre Blutwallungen sind sehr störend, wie "Wellen von Hitze". Sie ist nun sehr dünn, aber normalerweise hat sie immer 11 Stones (= 154 Pounds = 69,8 kg [Anm. d. Übers.]) gewogen. Sie leidet sehr an "Gelbfluß" (d.h. gelblichem Ausfluß) und hatte schon zweimal polypenähnliche Auswüchse, die aus der Gebärmutter wegoperiert wurden.

Rezept: *Thuja C 30.*

9. Juli: Die rechte Zungenhälfte ist viel dicker als die linke. Gefühl von Sinken und Leere.

Rezept: *Scirrhinum C 100.*

10. August: Recht starke Hitzewellen. Rezept: *Eierstocksextrakt D 3, trit.* 6 Grains. Ein Pulver beim Schlafengehen. Dies hat die Hitzewallungen großartig bebessert.

Der Einfluß von *Thuja C 30* auf die Dyspepsie und des *Eierstocksextraktes* auf die Hitzewallungen war bemerkenswert und unbestreitbar.

Die Patientin wird weiterhin behandelt.

EKZEM UND WARZEN

Am 24. August 1896 konsultierte mich eine 54jährige Dame und erzählte mir, daß sie an einem schmutzigen Ausschlag auf der Kopfhaut mit starkem Haarausfall leide und an einer erheblichen Anzahl von erektilen Warzen auf ihren Händen, von denen vier sehr groß waren, die schon seit 3 Jahren bestanden. Vor zwei Jahren war sie in die Wechseljahre gekommen.
Rezept: *Thuja C 30.*
2. Oktober: Die Warzen sind fast ganz verschwunden. Die Kopfhaut besteht aus einer Masse von Schuppen und "das ganze Haar geht weg".
Rezept: *Bacillinum C 100.*
20. November: Keine Warzen; Kopfhaut wird besser; starke Flatulenz.
Rezept: *Wiederholung.*
1. Februar 1897: Mit der Kopfhaut viel besser; keine Rückkehr der Warzen.
Rezept: *Wiederholung.*
10. Mai: *Wiederholung.*
2. Juli: Schmerzen in den Fingergelenken
Rezept: *Thuja C 30.*
6. August: Kopf besser, Finger schmerzhaft.
Rezept: *Psorinum C 200*, womit die Kur beendet wurde.
Die bemerkenswerte Heilung der lang bestehenden Warzen beeindruckte mich sehr: Nicht, daß die Heilung von Warzen durch *Thuja* überhaupt neu oder ungewöhnlich wäre, aber daß man ein Gewächs - von welcher Art auch immer - veranlaßt, unter dem Einfluß irgendeines beliebigen Mittels in der 30. Centesimalpotenz geradewegs zu verschwinden, ist für mich eine wunderbare Sache, und es wird auch dadurch nicht weniger wunderbar, daß dies schon von so vielen während der vergangenen zwei oder drei Generationen vollbracht wurde.
Warum habe ich *Thuja* gegeben? Aus Tradition, und auch, weil die fragliche Dame schon dreimal geimpft worden war, wobei die beiden letzten Impfungen nicht angegangen waren. Und für mich heißt eine Impfung, die nicht angegangen ist, daß das Gift vom Organismus aufgenommen wurde und dort noch latent liegt, um zukünftige Erkrankungen hervorzurufen - der Organismus hatte es nicht geschafft zu reagieren.

DIAGNOSE UND PROGNOSE

Der grundsätzliche Gedanke, der dieser kleinen Arbeit zugrundeliegt, ist der, daß eine völlig gesunde Frau die Wechseljahre ohne jegliche Krankheiten oder Leiden durchmacht. Deshalb hat eine normale Frau, ob verheiratet oder unverheiratet, die keine Krankheit oder krankhafte Vorbelastung hat, auch von den Wechseljahren nichts zu befürchten. Die Periode wird zu Beginn der Wechseljahre aufhören, fast unmerklich; sie versiegt eben, und damit ist sie zu Ende.

Leider sind aber nur sehr wenig Frauen wirklich frei von Krankheiten und ohne hereditäre Belastung; zweifellos gibt es auch solche, aber diese füllen nicht unsere Praxisräume. Ein Mediziner ist sicher kein guter Beurteiler für die Anzahl wirklich normaler Leute, aus dem sehr einfachen Grund, daß solche Personen keinen Arzt benötigen und ihn selten aufsuchen. Es gibt jedoch eine große Gruppe von Leuten, die ich als *mehr als gesund* bezeichnen möchte, das heißt: was auch immer bei ihnen nicht in Ordnung sein mag, bekräftigen sie doch ständig lautstark und wortreich, daß *sie sich immer recht guter, wunderbarer Gesundheit erfreuen*, und daß alle ihre Vorfahren von Noah an völlig gesund und frei von jeglicher Krankheit gewesen seien. Ihren Bekenntnissen zufolge sind sie bezüglich ihrer Gesundheit vollkommen heilig. Der weise Arzt weiß sofort, daß dies alles nur Unsinn ist, und er glaubt ihren Bekräftigungen kein Wort; im Gegenteil, bekommt er doch sofort den Verdacht, daß die schwersten konstitutionellen Krankheiten in diesen gesund-heiligen Prahlern lauern, deren Aussagen im allgemeinen völlig lügnerisch sind. Einmal brachte mir ein Herr seine kleine Tochter, die an einer skrofulösen Augenentzündung litt und berichtete: "Sie hat das jetzt schon länger als ein Jahr, was ich überhaupt nicht verstehen kann, da wir doch sonst alle so gesund sind und mein Vater fast 90 Jahre alt geworden ist." Nun wußte ich zufällig, weil er früher selbst mein Patient gewesen war, von diesem besagten Herrn, daß er zwar tatsächlich 90 Jahre alt geworden war, seine zahlreichen Brüder und Schwestern aber sehr jung an der einen oder anderen Form von Tuberkulose gestorben waren.

Bacillinum heilte die skrofulöse Augenentzündung innerhalb von drei Monaten, und der liebevolle Vater kommentierte die Heilung folgendermaßen:

"Ich wußte doch, daß es nichts Schlimmes sein konnte, da wir doch alle so gesund sind und mein Vater fast 90 Jahre wurde."
Kürzlich wurde eine junge Dame von ihrer Mutter zu mir gebracht, die Lungenblutungen hatte. Deshalb glaubte man, daß sie wegen Lungentuberkulose zum Sterben verurteilt sei, was ihr zwei bekannte Mediziner bereits prognostiziert hatten. Ich fragte: "Welche Krankengeschichten gibt es in Ihrer Familie? Ist irgendwo einmal Tuberkulose aufgetreten?"
"Oh, nein! Wir sind alle wunderbar gesund; es hat niemals irgendeine Art von Tuberkulose in *unserer* Familie gegeben."
Wie ich aber zufällig weiß, sieht die Vorgeschichte so aus: ihre eigene Mutter starb an Darmkrebs; ihr ältester Bruder hat Asthma; ihr Vater hatte Lungenblutungen als junger Mann; ihr dritter Bruder starb an galoppierender Schwindsucht; ihre älteste Schwester starb an Tuberkulose der Beckenorgane; ihre zweite Schwester litt unter starkem Ekzem und verformender, rheumatoider Arthritis; ihre dritte Schwester befindet sich momentan in meiner Behandlung wegen eines Brusttumors mit stark eingezogenen Brustwarzen; während der jüngste Bruder an einem gewaltigen Lipom leidet. Soweit also dieses Beispiel einer wunderbar gesunden Familie.
Wenn wir jedoch eine normale Frau mit wirklich gesundem Blut vor uns haben, dann bestreite ich, daß die Wechseljahre ein rein negativer Prozeß im pathologischen Sinne sind.
Warum denken und sprechen wir dann aber über das Klimakterium fast so, als wäre es notwendigerweise eine gefährliche und geheimnisvolle Lebensperiode, die alle Frauen fürchten und auch fürchten sollten?
Der Grund dafür liegt darin, daß die meisten Frauen nicht völlig normal gesund sind, wobei ihre Abnormitäten meist in innewohnenden Krankheiten bestehen, die bei ihnen jederzeit von der Pubertät an bis hin zur Menopause und auch noch später beobachtet werden können. Wie wir bereits gesehen haben, erklärt das Ausbleiben der *monatlichen* REINIGUNG vollkommen die ganze Reihe krankhafter Vorkommnisse. Man nehme jedes beliebige halbe Dutzend der Fälle von schwacher Gesundheit während der Wechseljahre, und man kann sogleich die Ursache der Beschwerden oftmals bis hin zur Zeit der Zahnung zurückverfolgen, und fast immer bis zum Beginn der ersten Regel. Ich verfolge stets die Spur solcher

klimakterischen Beschwerden zurück bis hin zu Gicht, Rheuma, Krebs, Schwindsucht und venerischer Erkrankungen eines Elternteils, wie sich diese bis in das Leben der Tochter erstrecken. So wird sich die Tuberkulinie in der Pubertät als schmerzhafte, übermäßig starke oder zu schwache Menstruation zeigen, und sie endet als Krebs in den Wechseljahren. Krebs und Schwindsucht wechseln sich oft in aufeinanderfolgenden Generationen ab; eine kleine Ekzemstelle in der Pubertät bedeutet oftmals Scirrhus in der Menopause. Wie ich bereits zum Ausdruck gebracht habe (in *Tumours of th Breast*), haben die verschiedenen Brusttumore oft ihren Ursprung in der Gebärmutter oder den Eierstöcken. Von Zeit zu Zeit ist es mir gelungen, diverse dieser Tumoren bei Frauen in jedem Lebensalter und besonders auch in den Wechseljahren zu heilen, indem ich diesen Gesichtspunkt bei der Behandlung berücksichtigte. So telegraphierte mir kürzlich die Baronin X. aus Den Haag, daß ihre dortigen Ärzte *Interstitielle Mastitis* ihrer rechten Brust diagnostiziert hätten und zu einer sofortigen Operation drängten. Ich drahtete zurück, verbot die Operation und schrieb, daß der Tumor medikamentös geheilt werden würde. Zwei oder drei Tage später erschien Ihre Ladyschaft in meiner Praxis, wobei ich die bereits erstellte Diagnose bestätigt fand: die rechte Brust war ziemlich gleichmäßig infiltriert und hart. Innerhalb von zwei Monaten wurde die Brust durch *Scirrhinum C 100* wieder ganz normal; danach wurde aber offenbar, daß der eigentliche Ursprung der Erkrankung immer noch fortbestand, und zwar lag er in den Beckenorganen, und diese im Becken befindliche Wurzel des Übels behandele ich nun. Ich bin gewillt, gewisse, unverschämte Bemerkungen eines medizinischen Bruders aus Den Haag zu vergeben; er weiß es wohl nicht besser, und das, was er über interstitielle Mastitis nicht weiß, ist pure Unwissenheit. Was, um alles in der Welt, sollte der Nutzen davon sein, daß man eine Brust wegen einer Schwellung amputiert, deren Wurzel in den weiblichen Beckenorganen sitzt? Ich zitiere das Folgende aus der *Homoeopathic World* vom 1. Juli 1897:

Der Autor ist Dr. John H. Clarke, Herausgeber dieser nützlichen Zeitschrift, dem ich meinen aufrichtigen Dank dafür aussprechen möchte, daß er die Arbeit eines homöopathischen Bruders zu schätzen weiß, obwohl er ein Homöopath *ist*. Denn leider, es ist hart, das sagen zu müssen, sind unsere britischen Homöopathen immer gern bereit, alles und jedes zu schlucken, was allopathischen Ursprungs ist, aber sie sitzen Nächte darüber wach, das, was ein gelernter Homöopath getan hat, zu verurteilen. Oh! Dieses Elend der gemeinen Brotklauberei.

DER FERNE URSPRUNG VON BRUSTTUMOREN

Dr. Clarke berichtet: "Seit ich meinen letzten Artikel verfaßt habe, erschien im *Medical Journal* ein Bericht über einen Vortrag von Dr. Beatson aus Glasgow, der auf einem Treffen der "British Gynecological Society", mit anschließender Diskussion darüber, gehalten wurde und ganz besondere Beachtung verdient. Der gute Vortrag erscheint in der *Medical Press* vom 24. März und 15. Mai und ich möchte lange Auszüge daraus bringen. Der Standpunkt, um den es hierbei geht, ist einer, den Dr. Burnett in seiner wohlbekannten Arbeit über *Tumoren der Brust* bereits vollkommen abgehandelt hat, und weil Dr. Beatsons Vortrag solch einen beredten Kommentar darüber bringt, ist das beste, was ich tun kann, eine Textauswahl an dieser Stelle zu zitieren.

Dr. Burnett schreibt (Seite 160 [in der deutschen Ausgabe S. 67]): "Um damit zu beginnen, liegt die Ursache der Tumoren in der weiblichen Brust sehr selten in den Brüsten selbst, sondern sie entstehen meist in den Brüsten auf dem gleichen Weg, der dieses Organ befähigt, seiner natürlichen Funktion nachzukommen, nämlich die menschlichen Nachkommen zu stillen, d.h. das Körperteil wird physiologischerweise vom utero-ovariellen Bereich aus aktiviert. Ob diese Ansicht über den Ursprung von Brusttumoren jemals zuvor veröffentlicht wurde, weiß ich nicht, - ich habe sie jedenfalls aus meinen eigenen Beobachtungen im Praxisalltag gewonnen. Gewöhnlicherweise bestehen irgendeine Erkrankung oder irgendein Reizzustand in der unteren Körperhälfte, die dort entweder primär entstanden, oder als Ausdruck einer Gesamterkrankung dort vorhanden sind.....Der eine Punkt, auf den ich hier Gewicht lege, ist der, daß Brusttumore normalerweise nicht aus einer primär in den Brüsten selbst vorhandenen Ursache entstehen, vielmehr liegt diese Ursache meist in einem mehr oder weniger entfernten Teil des Organismus, am häufigsten in den Eierstöcken."

Wenn nun ein Zitat der Abhandlung von Mr. Beatson folgt, muß man bedenken, daß es die klinischen Beobachtungen sind, die hier von Wert sind, und nicht die Behandlungsmethode, die er verfolgt. Das Entfernen der Eierstöcke wegen einer Brusterkrankung ist meiner Meinung nach auf keinen Fall zu rechtfertigen, sogar dann nicht, wenn es keine Möglichkeit für eine medizinische Heilung gäbe. Und man wird bemerken, daß es nur Fälle sind, die als "inoperabel" erklärt wurden, soweit es die Brüste betrifft, bei denen die andere Operation befürwortet wird. Es ist schwer, mitansehen zu müssen, wie jemand, der realisiert hat, daß der Ursprung des Brustkrebses oft in einem entfernten und anscheinend gesunden Organ liegt, das Entfernen der Brüste zum Zwecke einer Heilung vertritt. Aber die Engpässe, in die die alte schulmedizinische Pathologie und Behandlung getrieben werden, sind hinreichend, um fast jede Widersprüchlichkeit zu begründen."

DISKUSSION ÜBER DR. BEATSONS BEHANDLUNGSMETHODE VON INOPERABLEM KREBS

"Mr. Armstrong (Buxton) berichtet, daß er vor einiger Zeit eine Einladung erhielt, der Vereinigung einen Bericht darüber zu geben, was er in Glasgow von Dr. Beatsons Krebsbehandlungsmethode gesehen hatte. Da er von Dr. Beatsons Grundsätzen sehr beeindruckt war, nahm er die Einladung an, und zwar um so lieber, als er auch von dessen lauterer und wissenschaftlichen Haltung sehr angetan war im Hinblick auf die Fälle, die mit Dr. Beatsons Methode behandelt worden waren, und die Folgerungen, die aus ihnen gezogen wurden. Vor dem Treffen luden der Präsident und der Rat der Versammlung Dr. Beatson ein, zu kommen und sich an der Diskussion zu beteiligen; und da sie also das Vergnügen hatten, daß Dr. Beatson an jenem Abend persönlich anwesend war, glaubte Mr. Armstrong, daß er nichts Besseres tun könne, als den Mitgliedern einfach zu erklären, daß er nur die Einleitung der Diskussion übernehme, während er den fähigeren Händen Dr. Beatsons die Aufgabe überlassen wolle, die Grundsätze der Behandlungsmethode sowie die Ergebnisse, die bisher damit erzielt worden waren, zu erläutern.

Dr. Beatson (Glasgow) sagte, daß er anfangs, als er von Dr. Armstrong die Einladung des Rates erhalten hatte, gezögert habe, sie anzunehmen, da er glaubte, daß es scheinen könne, als habe er irgendetwas Neues zu berichten, andererseits meine er aber, daß er, nachdem er eine Abhandlung über dieses Thema veröffentlicht habe, verpflichtet sei, wenn er gerufen werde, auch zu erscheinen, um seine Methode noch näher zu erläutern. Im ersten Fall, auf den sich Dr. Armstrong bezog, wurden die Brust, Axillardrüsen und ein Teil des Musculus pectoralis entfernt und dabei Krebs diagnostiziert. Drei Monate später manifestierte sich die Erkrankung erneut, worauf man eine weitere Operation für hoffnungslos hielt. Schilddrüsenhormone wurden in physiologischen Dosen verabreicht - vergebens. Dann wurden Eileiter und Eierstöcke entfernt und erneut Schilddrüsenhormone gegeben. In etwas mehr als zwei Monaten ging es der Patientin schon sehr viel besser; nach fünf Monaten war das maligne Gewebe gelblich und fettig geworden, und nach sechs Monaten war es zurückgebildet. Nun, am Ende von 21 Monaten ist das Gewebe wieder intakt, und die Frau ist bei guter Gesundheit. Die Bedeutung dieses Falles lag für ihn darin, daß er etwas Licht auf die Natur von Krebs zu werfen schien, und die einzige Frage, die sich dabei stellte, war die der richtigen Interpretation der Fakten dieses Falles.

Dies sind die wichtigsten Beobachtungen Dr. Beatsons. Darauf folgte eine längere Erörterung über die Natur von Krebs, auf die es nicht nötig ist, weiter einzugehen."

Dieser Auszug gibt das Wesentliche von Dr. Beatsons Ansichten wieder.

Der Punkt, um den es mir hierbei geht, ist die Erkenntnis, daß Tumore der Brust im allgemeinen nicht ursprünglich in den Brüsten entstehen, sondern im utero-ovariellen Gebiet, und daß es deshalb eine sehr schlechte Behandlung ist, wenn man die Frucht ausrottet, während man die Wurzeln beläßt (nämlich in den Beckenorganen). Ob die Entfernung der Eierstöcke oder des Uterus dabei tatsächlich von Nutzen ist, wird man noch sehen müssen. Ich möchte das allerdings stark bezweifeln. Jedenfalls werden wir bald die Berichte einer großen Zahl Beatson'scher Operationen haben, daher wollen wir hier diese Frage "sub judice" lassen.

Ich fühle mich genötigt, Dr. Clarke nochmals zu danken, denn es ist sehr hart für einen homöopathisch arbeitenden Mann, der stets um Anhörung kämpft, die er normalerweise nicht erhält, und dann eines schönen Tages erwacht und findet die Vorstellungen, die ihm immer am meisten am Herzen gelegen haben, von unseren "Freunden", den Gegnern, verkündet, die dafür auch noch bewundert werden.

Und war es nicht genauso mit der Behandlung von Lungentuberkulose? Amerikanische Homöopathen hatten jahrelang Schwindsüchtige erfolgreich mit *Tuberculinum* behandelt, aber sie wurden wegen der Herkunft ihrer Arznei als schmutzige Behandler verhöhnt und verspottet. Als Koch aber die gleiche schmutzige Sache durchführte, erfolglos, wurde er mit fast göttlichen Ehren überhäuft. Und sogar noch heute, wo Kochs Dosen doch völlig von der ganzen Welt verdammt werden, während die homöopathische Tuberkulosetherapie geprüft worden ist, wobei man deren großartige Erfolge überall auf der Erde, ganz abgesehen von meinen eigenen zahlreichen Heilungserfolgen bei Tuberkulose durch *Bacillinum* (natürliches Tuberculinum), erleben kann, sogar heute noch werden die Forderungen der Homöopathen fast völlig ignoriert, und man muß mit anhören: "Es gibt keine Heilung der Tuberkulose, nicht wahr? Die Koch'sche Affaire war ein furchtbares Fiasko."

Jegliche Erklärungen dazu sind meist vergebens.

DIE BEDEUTUNG DER EINGEZOGENEN BRUSTWARZEN

Das Einziehung der Brustwarze wird als sehr wichtiges Symptom für Tumore der Brust angesehen, aber der eingezogenen Brustwarze bei jungen, offensichtlich gesunden Mädchen und Frauen wird normalerweise keine besondere Bedeutung beigemessen. Ich habe aber gelernt, sie als hinweisend auf eine eventuell latent vorhandene Erkrankung der Gebärmutter oder der Eierstöcke anzusehen; und indem ich sie so als Ausdruck einer Beckenerkrankung angesehen habe, konnte ich eine gewisse Anzahl solcher Fälle bessern und einige ganz heilen. Der Heilungsprozeß ist dabei zwar umständlich und braucht ein gutes Maß an Zeit, aber er ist möglich. Wann immer eine eingezogene Brustwarze auftritt, selbst bei blühenden, jungen Frauen, wird man sicher davon ausgehen können, daß man eine definitive Erkrankung, die momentan höchstwahrscheinlich latent besteht, finden wird, die später im Leben der Patientin noch zum Ausbruch kommen wird. Genau wie die Milch nach der Geburt des Kindes in die Brüste der Mutter emporsteigt, so steigen krankhafte Aktivitäten aus den Beckenorganen zur Zeit der Wechseljahre, oder davor, empor. Ich behaupte, daß der Ursprung von zurückgezogenen Brustwarzen bei jungen Mädchen im Uterus bzw. den Eierstöcken liegt. Und stellen wir nicht auch oft fest, daß die Brust, die eine eingezogene Warze hat, zu Beginn der Stillzeit der Sitz eines Brustabzesses ist? Diese Art von Abzessen sind entweder strumös oder hereditär kanzerös. Ich meine damit nicht eigentlich Krebs, sondern eher eine krebsartige Beschaffenheit. Ich habe jedenfalls oft von Frauen, die in den Wechseljahren waren, folgende Bemerkung gehört: "Ich habe einen Knoten in meiner Brust, und es ist dieselbe Brust, die eine eingezogene Brustwarze hat, und in der ich einen Abszeß hatte, als ich mein erstes Kind stillte."

Brustabszesse während der Stillzeit sollten *nicht* unterdrückt werden, sondern man sollte sie reifen, platzen und sich entleeren lassen, und man sollte die Absonderung so lange laufen lassen, wie sie will, wobei man das Kind an der gesunden Seite trinken läßt und die Brustseite mit dem reifenden Abszess mit Hilfe einer Milchpumpe voll funktionsfähig erhält, bis der Abszeß ausgeheilt ist und das Baby wieder beide Brüste bekommen kann.

Die Patientin sollte dabei solange *Bacillinum* (in Hochpotenz) erhalten, bis das Fieber, das von tuberkulöser Beschaffenheit ist, ganz verschwindet. Und daraufhin wird der Gesundheitszustand der Frau *besser* als vor der Schwangerschaft sein, und dann wird man sehen können, daß der Abszeß eine konstitutionelle Reinigungsleistung war. Deshalb bin ich sehr dafür, Brustabszesse heranreifen zu lassen, und unterdrücke sie *nicht*. Manchmal ist der Brustabszeß von krebsartiger Beschaffenheit, in diesem Falle spielt *Scirrhinum C 100* genau die gleiche Rolle wie *Bacillinum* bei der strumösen Form.

REGISTER